Urologic Surgery Next

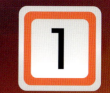

■担当編集委員
荒井陽一
東北大学大学院医学系研究科外科病態学講座泌尿器科学分野 教授

■編集委員
荒井陽一
東北大学大学院医学系研究科外科病態学講座泌尿器科学分野 教授

髙橋　悟
日本大学医学部泌尿器科学系泌尿器科学分野 主任教授

山本新吾
兵庫医科大学泌尿器科学講座 主任教授

土谷順彦
山形大学医学部腎泌尿器外科学講座 教授

腹腔鏡手術

MEDICAL VIEW

本書では，厳密な指示・副作用・投薬スケジュール等について記載されていますが，これらは変更される可能性があります。本書で言及されている薬品については，製品に添付されている製造者による情報を十分にご参照ください。

Urologic Surgery Next No.1
Laparoscopic Surgery
（ISBN978-4-7583-1330-8 C3347）

Editor: Yoichi Arai

2018. 4. 1 1st ed

©MEDICAL VIEW, 2018
Printed and Bound in Japan

Medical View Co., Ltd.
2-30 Ichigayahonmuracho, Shinjyukuku, Tokyo, 162-0845, Japan
E-mail ed @ medicalview.co.jp

「Urologic Surgery Next」シリーズ
刊行にあたって

　近年の泌尿器科手術の進化はめざましい。既に普及しているエンドウロロジー，腹腔鏡手術は，機器の進歩と相まってさらに洗練されてきた。近年，手術支援ロボットの導入により泌尿器科手術はさらに大きく変貌した。前立腺全摘術の多くがロボット支援下に行われ，腎部分切除術や膀胱全摘術にも適応が拡大されてきている。このような背景を踏まえて，現在の泌尿器科手術の実際をまとめた新たな手術シリーズとして「Urologic Surgery Next」シリーズを刊行することとなった。

　本シリーズでは，これまで「Urologic Surgery」シリーズ全12巻（2000〜2002年），「新Urologic Surgery」シリーズ全8巻（2009〜2011年）が刊行され，いずれも好評を得てきた。最初のシリーズの刊行は泌尿器腹腔鏡手術の多くが保険収載されていなかった時期であり，第1巻としてエンドウロロジー，第2巻として泌尿器腹腔鏡手術が上梓されている。次の新シリーズは臓器別・疾患別の構成となり，低侵襲手術の普及を反映して，各巻にエンドウロロジー，腹腔鏡手術，開放手術が併記して解説されている。

　前シリーズ刊行後の2012年は，ロボット支援腹腔鏡下前立腺全摘術が保険収載され，文字通り本邦におけるロボット手術元年となった。その後のロボット手術の普及は急速であり，標準手術の一つとして定着している。腹腔鏡手術においては，泌尿器腹腔鏡技術認定制度の発足後10年以上が経過し，より洗練された標準術式として進化してきた。細径尿管鏡の開発などによりエンドウロロジーもさらに進化を遂げている。今後，手術開発と教育は新たな局面を迎えていると言えよう。

　今回，シリーズ3作目として発刊される「Urologic Surgery Next」シリーズでは，最近の手術の進歩を踏まえ，以下の編集方針にて企画された。

1. Urologic Surgeryシリーズの中でも進化した術式を重点的に解説する。
2. 主にアプローチ別に構成し，必要な解剖，基本手技，トラブルシューティングなどを充実させる。
3. 主要な術式では，テーマ・ポイントを絞った手術手技の解説を設ける。
4. オープンサージャリーを一つの巻にまとめ，到達法，代表的な術式，血管処理，などを詳述する。
5. これまでのシリーズと同様に，イラストを駆使して視覚的にわかりやすい記述とする。

　執筆は第一線で活躍されておられる若手の術者にお願いした。本シリーズが多くの泌尿器外科医の日々の研鑽に役立てられることを願っている。

2018年3月

編集委員　荒井陽一
髙橋　悟
山本新吾
土谷順彦

序　文

　本邦で泌尿器腹腔鏡手術が開始されてすでに約30年になる。1990年代の黎明期では副腎・腎の手術が開始され，その低侵襲性や有効性が次第に認知されていった。2000年代に入ると前立腺癌根治手術，腎部分切除術，膀胱全摘術，リンパ節郭清術など難度の高い手術が次々と導入され，多くの泌尿器科手術が腹腔鏡下に行われる時代となった。急速な進歩の背景には手技そのものの改良と相まって，光学機器，専用の鉗子類，各種エネルギーデバイスの進化も見逃せない。また日本内視鏡外科学会・日本泌尿器内視鏡学会が立ち上げた腹腔鏡技術認定制度は，手術手技の標準化を押し進め，安全な腹腔鏡手術の教育・普及に大きく貢献した。

　腹腔鏡手術により外科解剖の認識は格段に深まった。腎・副腎の手術では，腎筋膜，外側円錐筋膜，癒合筋膜などで新たな知見がもたらされた。骨盤内手術ではdorsal vein complex（DVC），陰茎海綿体神経，尿道括約筋などの詳細な解剖が理解され，出血の少ない精緻な剥離と機能温存を可能とした。さらに特筆すべきは拡大視野で得られた新知見やアプローチが，開放手術をより洗練された術式へと進化させたことである。外科手術の基本が"よく見える"ことであることをあらためて認識する。

　このような中，最初の「Urologic Surgery」シリーズでは腹腔鏡手術を独立として取りあげ，外科解剖や基本的な手技を詳述している。その後多くの腹腔鏡手術が通常診療として定着したことから，「新Urologic Surgery」シリーズは臓器別・疾患別の構成とし，腹腔鏡手術はそれぞれ術式の一つとして取りあげられてきた。2012年以降，ロボット支援下の前立腺全摘術，腎部分切除術が相次いで保険収載され，泌尿器科手術をめぐる状況が激変している。そこで最新シリーズでは腹腔鏡手術を再度，独立として取りあげ，現時点での到達点や標準術式をまとめて解説した。腹腔鏡技術認定医を目指す若手のために，腹腔鏡技術認定のためのDo and Do Notも新設した。

　DVDなどの動画教材があふれている昨今，本シリーズは書籍による手術書である。座右に置いて何度も読み込むことで，エキスパートのメッセージが行間からも伝わってくる。腹腔鏡手術の上達を目指す諸氏に大いに役立ててもらえれば幸甚である。

2018年3月

荒井陽一

執筆者一覧

担当編集委員

荒井陽一　　　東北大学大学院医学系研究科外科病態学講座泌尿器科学分野教授

執筆者（掲載順）

岩村正嗣　　　北里大学医学部泌尿器科学教授

加藤智幸　　　山形大学医学部腎泌尿器外科学講座准教授

土谷順彦　　　山形大学医学部腎泌尿器外科学講座教授

兼松明弘　　　兵庫医科大学泌尿器科学講座准教授

三塚浩二　　　東北大学大学院医学系研究科外科病態学講座泌尿器科学分野講師

伊藤将彰　　　倉敷中央病院泌尿器科部長

寺井章人　　　倉敷中央病院泌尿器科主任部長

繁田正信　　　呉医療センター・中国がんセンター泌尿器科科長

角田洋一　　　東京女子医科大学泌尿器科助教

奥見雅由　　　東京女子医科大学泌尿器科准教授

田邉一成　　　東京女子医科大学泌尿器科主任教授

宮嶋　哲　　　東海大学医学部外科学系泌尿器科学教授

持田淳一　　　日本大学医学部泌尿器科学系泌尿器科学分野准教授

髙橋　悟　　　日本大学医学部泌尿器科学系泌尿器科学分野主任教授

金山博臣　　　徳島大学大学院医歯薬学研究部泌尿器科学分野教授

伊藤哲之　　　神戸市立西神戸医療センター泌尿器科部長

中村晃和　　　大阪府済生会吹田病院泌尿器科科長

木下秀文　　　関西医科大学腎泌尿器外科学講座附属病院教授

吉田健志　　　関西医科大学腎泌尿器外科学講座助教

高安健太　　　関西医科大学腎泌尿器外科学講座

松田公志　　　関西医科大学腎泌尿器外科学講座教授

小林泰之　　　岡山大学大学院医歯薬学総合研究科泌尿器病態学講師

座光寺秀典　　東海大学医学部付属八王子病院泌尿器科教授

川端　岳　　　関西労災病院泌尿器科部長

向井尚一郎　　宮崎大学医学部発達泌尿生殖医学講座泌尿器科学分野准教授

髙森大樹　　　宮崎大学医学部発達泌尿生殖医学講座泌尿器科学分野助教

賀本敏行　　　宮崎大学医学部発達泌尿生殖医学講座泌尿器科学分野教授

北村　寛　　　富山大学大学院医学薬学研究部腎泌尿器科学講座教授

秦　聡孝　　　大分大学医学部腎泌尿器外科学講座准教授

佐藤文憲　　　別府湾腎泌尿器病院院長，大分大学医学部腎泌尿器外科学講座特任教授

三股浩光　　　大分大学医学部腎泌尿器外科学講座教授

伊藤明宏　　　東北大学大学院医学系研究科外科病態学講座泌尿器科学分野准教授

川喜田睦司　　神戸市立医療センター中央市民病院泌尿器科部長

羽渕友則　　　秋田大学大学院医学系研究科腎泌尿器科学講座教授

目 次

Ⅳ 前立腺・膀胱の手術

Ⅴ 泌尿器腹腔鏡技術認定のための Do and Do Not

I

腹腔鏡手術の基本手技

I

腹腔鏡手術の基本手技

北里大学医学部泌尿器科学教授　岩村正嗣

　1992年，本邦で世界に先がけて腹腔鏡下副腎摘除術が施行されてから四半世紀が経過した。この間，新たなデバイスや高解像度画像システムの開発，学会主体による教育活動により，本邦における腹腔鏡手術は従来の開放手術に替わる低侵襲外科療法として急速に発展し適応を拡大してきた。これにより，かつては難易度が高く施行困難とされた術式が広く行われるようになった一方で，近年においても未熟な技術や誤った機器の使用法に起因する事故も報告されており，腹腔鏡手術を開始するにあたって習得しておくべき基本的な手技や知識の重要性を再認識する必要がある。

　本項では，腹腔鏡手術に必要な剥離技術と主なデバイスの基本的な使用法について解説する。

剥離法の基本

　腹腔鏡手術に限らず，外科手術の熟練度の高さは剥離層の認識力と剥離技術の高さにあるといっても過言ではない。一般的に正しい剥離層には，血管の穿通枝が少なく脂肪織が露出しないため，剥離層に沿って術野を展開していくことで出血が少なく，安全で美しい手術が可能となる。

剥離面の作り方

　剥離面の作り方の基本は「点から線へ，線から面へ」(寺地敏郎先生談)である。まず1カ所で剥離層に到達する点をつくり，層を一定に保ちながら線状に延長し，さらにこれを展開して面を形成していくイメージが重要である(図1)。経腹膜的到達法による前腎傍腔の剥離を例に解説すると，まず，結腸外側で腹膜，腹膜下脂肪織，癒合筋膜を切開し前腎傍腔に至る(図1b)。次に癒合筋膜を脂肪織側に付着させるように剥離，(図1c)。膜状に剥離した組織を切開し線を形成する(図1d)。小さな開口部から盲目的に裏面を剥離する操作は危険なため，適宜，剥離と切開を繰り返すことで剥離縁を視認しながら線を延長していくことが肝要である。また，剥離縁ギリギリまで切開するとテント状に吊り上がった膜組織を損傷し，剥離層が変わってしまう危険性があるため，切開は剥離縁の手前で止める意識も重要である(図2)。

剥離面の展開法

　正しい剥離層に到達しても鈍的操作のみで層を展開することは困難である。多くの場合，剥離操作は層を修正しつつ進めていく必要があり，鈍的な手技のみで層を修正することは困難である。実際の剥離操作では適宜鋭的な操作を加えて層を修正しつつ剥離面を展開していく。

　剥離層を展開するには，剥離鉗子や剪刀のブレードを開く方法(図3a)と左右のデバイ

図1 剥離面の作り方

剥離面を作るには剥離層に正確に到達することが重要である。経腹膜的到達法による腎前面の剥離では，腹膜，腹膜下脂肪織，癒合筋膜を切開し，前腎傍腔に到達する（**a**）。腹膜した脂肪織を覆うように癒合筋膜を腹膜側に付着させ前腎傍腔を展開（**b**），剥離した膜組織を切開する（**c**）。

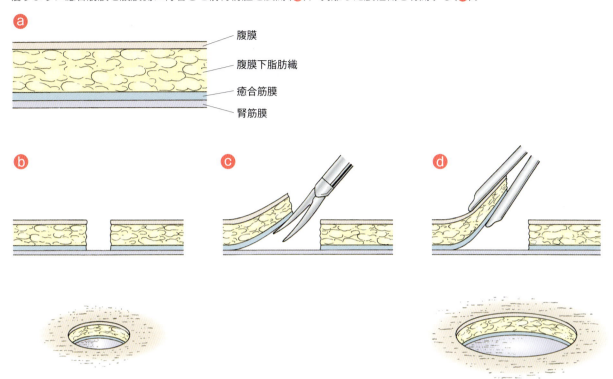

図2 剥離面の断裂

膜状に剥離した組織を剥離縁ギリギリまで切開しようとすると，テント状に吊り上がった剥離面を損傷し剥離層が変わってしまう。切開は剥離縁の手前で止めることが重要である。

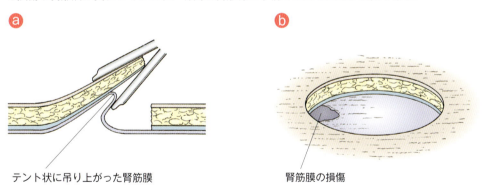

テント状に吊り上がった腎筋膜

腎筋膜の損傷

スを対側方向に動かして間隙を広げる方法がある（**図3b**）。前者は主に血管周囲などの繊細な剥離操作に，後者は術野の展開など，状況に応じて使い分ける必要がある。

　剥離面を形成する膜組織の強度により，剥離の方向や力の加え方を調整することも必要である。**図4a**に示すように，面を形成する膜の強度が均等であれば，左右のデバイス先端に加える力は同等でよく，剥離方向も直線的で問題はない。しかし一方の膜が脆弱な場合，均等な力加減では脆弱な膜は容易に破綻し剥離面を保つことが困難となる（**図4b**）。このような場合，**図4c**に示すように，より強固な膜で覆われた組織に向かって剥離を進め，強い組織からから弱い組織を剥がすイメージで剥離操作を行うとよい。

図3 剥離法の基本

剥離鉗子のブレードの開閉を利用する方法（ⓐ），左右のデバイスを対側方向に動かす方法（ⓑ）を習得し，剥離部位により適宜使い分ける。

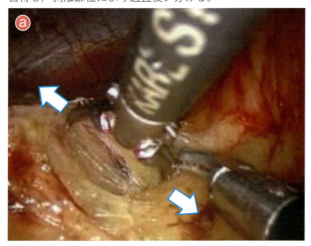
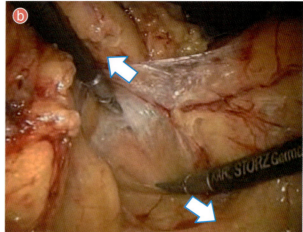

図4 膜の強度に応じた剥離方向の調整

剥離面を形成する膜の強度により，力加減や剥離方向を調整する必要がある。膜の強度が等しい場合（ⓐ）には，剥離層の走行に向かい均等に力を加えるが，一方の剥離面が脆弱な場合，この方法では剥離面に損傷をきたす（ⓑ）。このような場合，剥離操作をより強固な剥離面の方向に進めることで層を維持できる（ⓒ）。

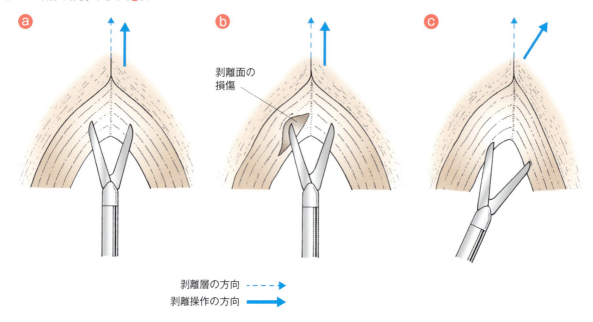

剥離層の方向 -----▶
剥離操作の方向 ━━▶

　側臥位での手術を行う場合，臓器が自重により授動して術野が展開できるという利点があるが，ときとして臓器が授動したために剥離層が不明確となり誤った剥離面を展開してしまうことがある。例えば経腹膜的到達法による腎前面の剥離などでは，腹膜を切開した時点で結腸が内側に授動し，裏面の腹膜下脂肪織や癒合筋膜が腎表面に残存してしまう（図5）。これに気付かず剥離操作を進めると結腸間膜の脂肪織内に切り込むことになり，結腸間膜の損傷や，左側では膵，右側では十二指腸損傷を引き起こす危険性がある。このような場合，図6のように剥離面から垂直方向に組織をつまみ上げると境界線が明瞭となり，進展してクモの巣状にみえる癒合筋膜を腎側で鋭的に切開して背面の前腎傍腔に到達する。

図5 自重による臓器の授動（右側臥位）

経腹膜的到達法による左腎・副腎摘除術において，下行結腸外側で腹膜を切開すると結腸は自重で脱転し内側に変位する。しかし腎前面には翻転した結腸間膜と癒合筋膜が付着しているため正しい剝離面を見失い，結腸間膜の損傷や膵損傷をきたす危険性がある。

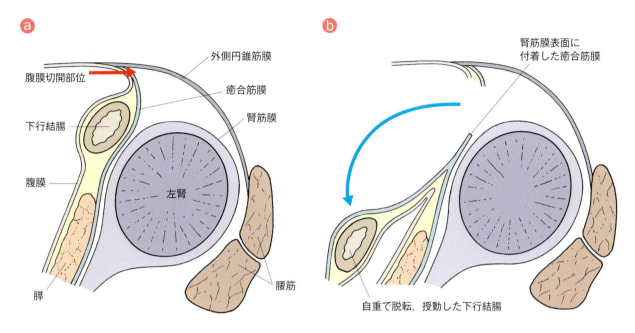

図6 剝離組織の牽引による剝離層の確認

剝離層が不明瞭となった際，一方の剝離面を他方の剝離面から垂直方向に牽引（矢印）することで剝離層が明確になることが多い。

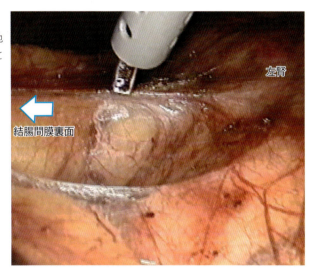

血管の剝離法

　泌尿器腹腔鏡手術には大血管の処理を必要とする術式が多く，血管を安全で効率よく剝離する技術を習得することはきわめて重要である。血管を剝離する際に重要なポイントは血管をできるだけ愛護的に扱うことで，鉗子で血管を直接把持して牽引したり，強引に血管背面に鉗子を通し，ブレードを大きく広げて裏面を剝離するような方法は，分枝の損傷をきたす危険性があり推奨できない。また，処理に必要な血管長を確保すること，クリップや血管自動縫合器の先端確認ができるよう血管背面にスペースを作成することが重要である。

　血管前面で血管壁を露出し，そこから剝離鉗子の先端を血管壁と周囲組織の間隙に潜り込ませ，血管と垂直方向に少しずつブレードを開いて剝離を行う（**図7**）。いきなりブレードを大きく開くと，血管分枝が本幹から抜けてしまうことがあるので注意が必要である。

図7 血管周囲組織の剥離法

リンパ管などを含む血管周囲組織は血管と同方向に走行しているため，剥離鉗子のブレードを血管と垂直方向に開くことで結合織を束状に剥離することができる。しかし，いきなり大きく開大させると分枝が本幹から抜けてしまうことがあるので，細かく繰り返すことが重要である。

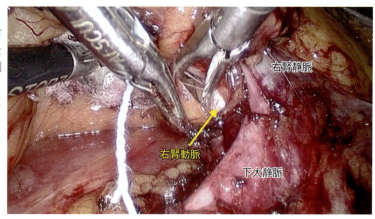

右腎静脈

右腎動脈

下大静脈

図8 脈管の走行に沿ったブレードの開閉

血管の背面が剥離不十分な段階で無理やり背面に鉗子を通し，血管の走行方向に大きく鉗子を開閉する手技をみることがある。この手技では血管周囲組織の走行方向に裂け目が形成されるだけで，血管周囲にスペースを形成することは案外困難である。

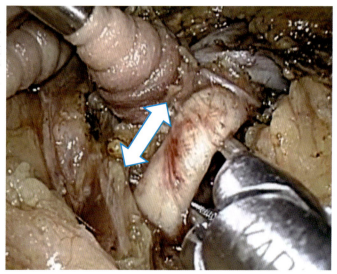

ある程度結合織の束ができた時点で，凝固切開装置を使用して結合織を切断する。この操作を血管の左右から背面に向かって繰り返すことで血管全周の剥離は可能である。血管の走行と並行方向にブレードを開く手技も比較的多くみかけるが，リンパ管を含む血管周囲組織は血管と同方向に走行しているため，この方法だと組織に裂け目をつくるだけで血管周囲に有効なスペースをつくることは難しい。加えて組織内を走行する脈管の分枝を損傷し，oozingやリンパ漏をきたすことが多い（**図8**）。

腹腔鏡手術器具の基本的な使い方

　泌尿器体腔鏡手術に用いる器具のうち，比較的使用頻度の高い機器の使い方を解説する。特にクリップや超音波凝固切開装置（laparoscopic coagulation shears；LCS），血管シーリングシステムなどの使用法は腹腔鏡技術認定審査の重要なポイントとなるため，十分に習熟しておくことが重要である。

血管クリップ

　血管クリップは形状や材質にさまざまなものがあるが，大きく分けてチタン製の金属クリップと先端にロック機能をもつポリマー樹脂製クリップがある。それぞれに特徴的な使用法と注意点があるが，一般的にクリッピングを行う際に特に注意することは，①処理に

必要な血管長を確保すること，②血管径に合ったサイズのクリップを選択すること，③血管の対側の組織を挟み込まないよう血管背面にスペースを作成すること，④クリップとクリップの間に隙間をあけること，などが挙げられる。また，腎動脈本幹を金属クリップで処理することは禁忌とされており，腎動脈の処理にクリップを用いる場合には必ずロック機能を有するポリマー樹脂製クリップか，血管自動縫合器を使用する。

　図9にロック機能付きポリマー樹脂製クリップによる腎動脈本幹の処理を示す。一般的に血管近位側に2本，遠位側に1本のクリップで十分であるが，クリップの滑落を予防するため，近位側2本の間にクリップ1本分の間隙を設けること，断端側のクリップと血管断端との間に余裕をもたせることが肝要である。

凝固切開装置（LCS）

　LCSはactive bladeといわれる金属ブレードを超音波振動させ，もう一方のブレードとの間に挟みこんだ組織を摩擦熱により低温凝固させると同時に組織を切開する。動物実験では径が5mm程度までの動脈であれば安全に凝固，切断できるとされている。

　LCSは凝固と切開がシングルアクションで可能なため，器具の入れ替えに伴う煩雑性やリスクが解消されることから非常に有用な機器である。通常，組織を把持した状態で駆動すれば凝固完了後に切断されるが，駆動中にactive bladeと対側方向に過度に緊張をかけると，凝固が完了する前に把持組織が切開されてしまうことがある。また，駆動中にactive bladeが周囲組織に接すると容易に損傷が起こり，特に先端方向へ超音波エネルギーの放出には注意が必要である（図10）。使用する際にはactive bladeの側面や先端が血管

図9 ロック付きポリマー樹脂製クリップによる右腎動脈のクリッピング

血管処理を行う際には血管周囲を十分に剥離し，処理に必要な血管長を確保すること，血管背面にクリップ先端が確認できるスペースを確保することが重要である。

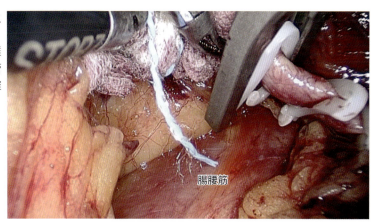

腸腰筋

図10 LCSのactive bladeから発生する超音波エネルギーの向き

超音波エネルギーはactive bladeの先端方向や背面にも向かう（矢印）ため，使用する際にはactive bladeが周囲組織に接触して損傷しないよう注意する。

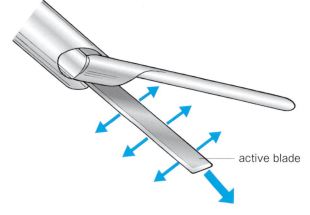

active blade

や腸管などに接していないことに十分留意する（図11）。また，使用直後のactive blade
は高熱を帯びており，不用意に組織に触れると熱損傷を生じる危険性があるため注意を要
する（図12）。LCSはブレードが片開きで，ブレードの形状にも差があるため，剥離鉗
子や把持鉗子としては使いづらい。繊細な剥離操作が必要な際には剥離鉗子に持ち替えた
ほうが無難である。LCSは微小血管やリンパ管の豊富な腎門部や，腎周囲の脂肪織，膜な
どの凝固・切開に適している。

図11 LCSの安全な使い方

LCSで脈管を切断する際には，脈管を確実にブレード間に挟み込み，active bladeの背面，先
端が周囲組織に接触しないように注意する。

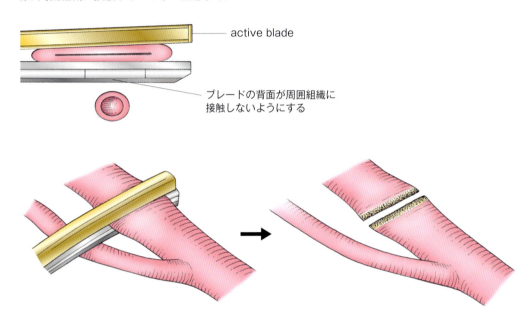

図12 LCSの危険な使用法による血管損傷

LCSの使用法を誤ると，容易に隣接組織に損傷をきたす危険性があることを熟知しておく。

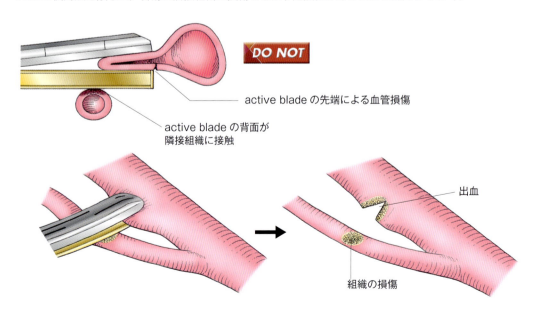

図13 血管シーリングデバイスの安全な
　　　　使い方

血管シーリングデバイスは比較的周囲組織に熱損傷を
生じにくいとされている。しかし使用する際には，あ
らかじめ組織を十分剥離しておくこと，束状にした組
織をブレード間に確実に挟み込むこと，背面を血管な
どから離して凝固切開を行うこと，といった剥離操作
の基本を遵守する。

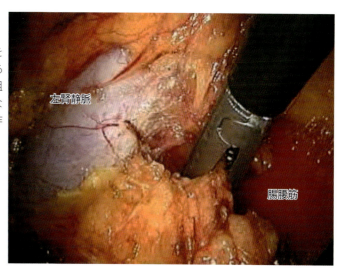
左腎静脈
腸腰筋

血管シーリングシステム

　ブレード間に高電流低電圧のバイポーラエネルギーを流し，組織の電気抵抗やインピー
ダンスの変化をフィードバックすることにより組織を炭化させることなく，各組織に最適
なシーリングを行う装置である。本機器は止血効果に最も優れ，動物実験では7mm程度
までの動脈であれば安全にシーリングできるとされる。カッター付きの製品を使用すれば
凝固と切開で機器を入れ替える必要がない。また周囲への熱伝導も軽微であり隣接臓器損
傷の危険性も少ないため，狭くて深い場所でも比較的安全に使用できる（**図13**）。本機
器は脈管壁のコラーゲンを熱変性させることによりシーリングを達成するため，理論的に
はコラーゲンの豊富な動脈に対する凝固能が最も優れる。静脈壁に対する凝固能は動脈壁
に比較して劣るものの，生理的な静脈圧であれば十分安全なシーリングを行うことが可能
で，性腺静脈や腰静脈，副腎静脈などは問題なく切断できる。

おわりに

　泌尿器腹腔鏡技術認定審査でも，剥離技術やデバイスの使用法は重要な評価ポイントと
なる。クリッピングにおいては先端の確認，背面の組織の挟み込み，適切なクリップの間
隔などに留意が必要で，切開凝固装置の使用法ではLCSのactive bladeの側面や先端，シー
リングシステムのジョーの側面が不用意に血管や隣接臓器に触れていないかどうかが審査
される。凝固切開装置を使用する前にきちんと剥離が行われていることも注意すべきポイ
ントとなる。特にLCSは，処理する組織を束状にしてブレード間に完全に挟みこんで使
用する必要があり，板状の組織では，active blade先端の組織が破綻し出血の原因となる
ことを知っておく。
　確実な凝固・止血機能をもつデバイスは出血量の減少と手術時間の短縮をもたらし，近
年の体腔鏡手術にもはや不可欠の機器といっても過言ではない。しかし一方で，血管やリ
ンパ管などを十分に剥離，露出してから処理を行うという基本的な操作をおろそかにする
と，組織内に埋没した主要な血管や臓器を誤って損傷するという危険性があることを忘れ
てはならない。凝固・止血デバイスを使用する際にはそれぞれの器機の特徴や欠点を十分
に理解しておくとともに，腹腔鏡解剖学に習熟しておくことが重要である。

II

腎・副腎の手術

経腹膜的到達法による腎摘除術

山形大学医学部腎泌尿器外科学講座准教授　**加藤智幸**
山形大学医学部腎泌尿器外科学講座教授　**土谷順彦**

　経腹膜的到達法による腎摘除術は，腎部分切除術の適応にならない限局性腎細胞癌に対する標準術式といえる。さらに腎や副腎に対する他の腹腔鏡手術にも応用できる基本的手技が含まれ，泌尿器科専門医が習得しておくべき術式である。安全かつ確実な経腹膜的到達法による腎摘除術について解説する。

適応，禁忌

　泌尿器腹腔鏡手術ガイドライン2014年度版では，「7cm以下の腎癌で腎部分切除術の適応とならないT1腎癌については腹腔鏡手術が勧められる（推奨度B）。7cm以上のT2やT3腎癌については十分習熟した術者により注意深く行われるべきである（推奨度C）。」としている[1]。ただし，周囲臓器への浸潤や下大静脈内腫瘍塞栓が存在する場合には開腹手術を検討する。また，腹腔内手術既往があり，癒着があることが予想される場合は後腹膜アプローチを検討する。

術前検査，術前準備

　腹部手術の既往や腎盂腎炎，膿腎症の既往，BMI，腫瘍径，腫瘍の位置などを確認し，術式について検討する。可能であればCT，MRIで腎血管の3D構築を行い，腎血管の本数や走行，動脈硬化の有無や程度についても確認しておく。腎静脈内腫瘍塞栓の有無，副腎静脈，性腺静脈，腰静脈の流入部も確認しておく。健側腎の萎縮を認める場合にはレノグラムで分腎機能を評価しておく。

手術のアウトライン

1 麻酔
2 体位
3 トロカー留置
4 結腸，膵，脾脱転
5 腎内側展開
6 腎動脈処理
7 腎静脈処理
8 腎周囲剥離
9 標本摘出
10 閉創

手術手技

1 麻酔

全身麻酔下に硬膜外麻酔を併用して行う。

2 体位

患側を上にした側臥位をとる。健側上肢の循環不全や神経圧迫予防に腋下枕を入れる。また，患側上肢は腎下極側の操作を行う際に体外で鉗子類と干渉しないように，できるだけ頭側に挙上して固定する。

3 トロカー留置

図1 にトロカーの位置を示す。カメラ用トロカーは腹直筋外縁，臍の1〜2横指頭側に留置するが，肥満患者では腹直筋外縁より外側のほうが望ましい。体の正中寄りにカメラポートを留置した場合は，脱転した腸管が視野の妨げになることがあるので注意を要する。術者左右トロカーは腎動静脈結紮用の機器を挿入しやすいように12mmが基本であるが，習熟したらどちらかを5mmとしてもよい。挿入の際にはトロカーの先端を確実にカメラでとらえ，トロカーの先端による臓器損傷を防ぐことが重要である。

●右側の場合

右側では左側のほぼ対象の位置にトロカーを留置し，さらに剣状突起下に肝挙上用トロカーを留置する。助手はリトラクターのシャフト全体を使って肝を挙上する。留置の際，肝鎌状間膜を貫くと出血する場合や，脂肪のためにトロカーの先端を確認しにくい場合があるので，正中よりやや右側に留置するのが無難である。

図1 ポート位置

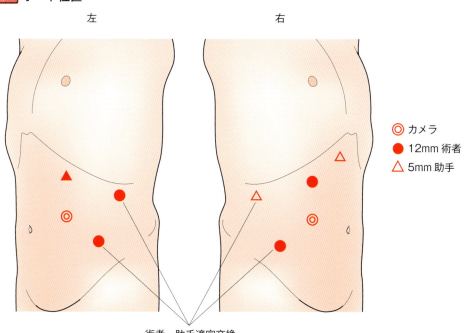

左　　　　　　　　　右

◎ カメラ
● 12mm 術者
△ 5mm 助手

術者，助手適宜交換

4 結腸，膵，脾脱転

●左側の場合

　助手による牽引がなくても腎門部が露出され，腎血管の処理が可能になるまで膵，脾，結腸を剥離して内側に受動する。下行結腸外側で壁側腹膜を切開する（**図2**）。切開ラインはToldt白線のやや内側とする。下行結腸および腸間膜に切り込まないよう注意するが，Toldt白線よりも外側で剥離を進めると腎が自重で内側に垂れ下がってくるため，腎内側の剥離や血管の処理がやりにくくなる。多くの場合腹膜越しに腸間膜脂肪の境界が透見できるので，その少し外側でToldt白線よりもやや内側で腹膜の切開を開始する（**図3**）。

図2 腹膜切開ライン

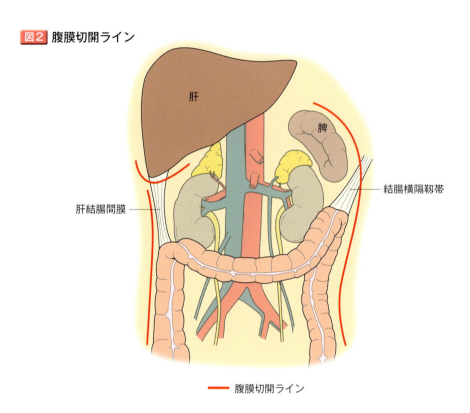

肝結腸間膜

結腸横隔靱帯

━━ 腹膜切開ライン

図3 腹膜切開ライン（左）

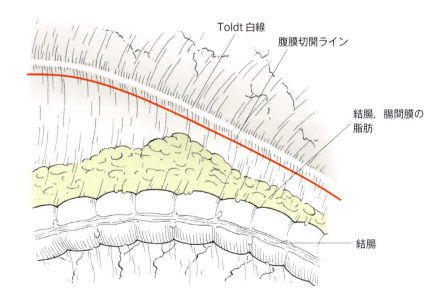

Toldt白線

腹膜切開ライン

結腸，腸間膜の脂肪

結腸

頭側は脾臓外側で胃の大彎側が見えるくらいまで，尾側は総腸骨動脈が露出されるまで十分に切開しておく。この際，横隔膜損傷を避けるためにできるだけ横隔膜から離れた脾付着部で切開を進める。さらに電気メスや超音波凝固切開装置（laparosonic coagulating shears：LCS）を用いて切開する場合は横隔膜の損傷に十分注意する。Liga sure™やEnseal™などの血管シーリングシステムを用いると比較的安全に切開できる。

　腹膜を切開した後，その下の癒合筋膜を切開し，腎筋膜との間の剥離層を展開していく（図4）。適切な剥離層は腎筋膜を1枚腎臓側に付けて，癒合筋膜はすべて腸間膜側に付着させた層になる。脂肪が露出した場合は腎か腸間膜側どちらかに切り込んでいることになる。また，正しい層で剥離を進めると出血をほとんど認めない。腸間膜の折り返しのところで穴を開けてしまうことがあるが，穴を通して対側の光沢のある腹膜前面が見えるので気付くことができ，そこから元の層に戻って剥離を進めれば多くの場合は問題ない。膵臓の背面に1枚癒合筋膜を付着させた層で剥離を進めることで膵損傷を避ける。脾臓，肝臓などの臓器を損傷して出血を認めた場合にはソフト凝固やアルゴンビーム・コアギュレーター（ABC）による凝固，タコシール®貼付などで止血可能である。膵，脾，結腸が十分に剥離されることにより自重で内側に脱転し，助手の牽引なしに腎茎部への術者の鉗子操作ができるように術野を展開することが重要である（図5）。先述したように頭側の腹膜は，脾臓外側で胃の大彎側が確認できるところまでを目安として切開するのがポイントである。

Advanced Technique

癒合筋膜が複数の層に重なっていることがあり，剥離ラインがわかりにくい場合は鉗子で膜を，剥離層の同定には鉗子で膜を動かしてみるとわかりやすい。腹膜および癒合筋膜の断端とその付近の腸間膜の脂肪を大きく把持して内側手前に牽引すると，膜の境界の結合組織がクモの巣状に展開され，適切な剥離層を保持しつつ展開できる（図6）。

図4 腹膜切開ラインおよび癒合筋膜剥離ライン

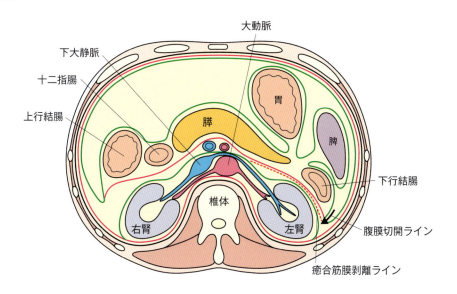

大動脈
下大静脈
十二指腸
上行結腸
胃
膵
脾
下行結腸
椎体
右腎
左腎
腹膜切開ライン
癒合筋膜剥離ライン

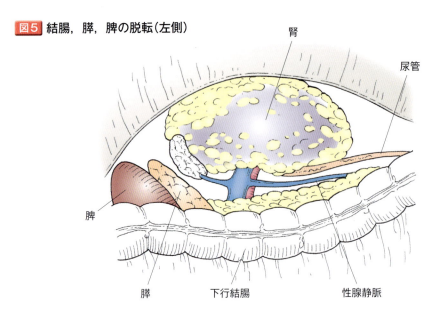

図5 結腸，膵，脾の脱転（左側）

腎
尿管
脾
膵
下行結腸
性腺静脈

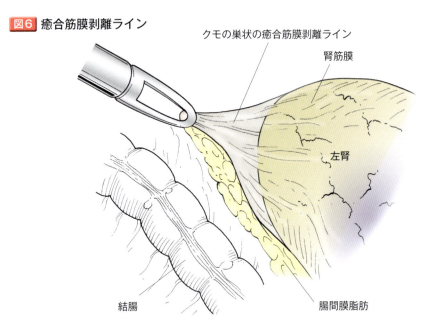

図6 癒合筋膜剥離ライン

クモの巣状の癒合筋膜剥離ライン
腎筋膜
左腎
結腸
腸間膜脂肪

●右側の場合

　右側の場合は上行結腸や十二指腸を下大静脈（inferior vena cava：IVC）が露出するまで剥離し，内側に脱転する（**図7**）。

　IVC右外側から肝下面に沿って外側へと腹膜を切開する。肝外側の三角靱帯も切離しておくと，肝が大きく挙上可能となり視野が展開できるようになるが，その際は三角靱帯外側の横隔膜の損傷に注意する。次いで下行結腸の腸間膜脂肪を確認し，その外側の腹膜を肝下面から総腸骨動脈の高さまで切開し癒合筋膜を腸間膜側に付着させるようにIVCが露出するまで剥離を進める。癒合筋膜前面で剥離を進めると十二指腸損傷をきたす危険性が高くなるので注意を要する。

5　腎内側展開

　腸腰筋を腎下極側で同定してから腎門部へ剥離展開する，いわゆる腸腰筋window法を行うと術野の解剖がわかりやすく安全である（**図8**）。

●左側の場合

　膵，脾，下行結腸が十分に内側に脱転され腎茎部が十分に展開できるようになったら，

図7 結腸，十二指腸脱転（右側）

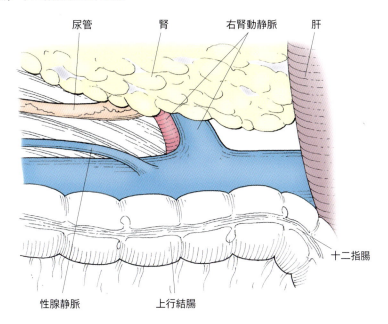

（図中ラベル）尿管　腎　右腎動静脈　肝　十二指腸　性腺静脈　上行結腸

図8 腸腰筋 window 法

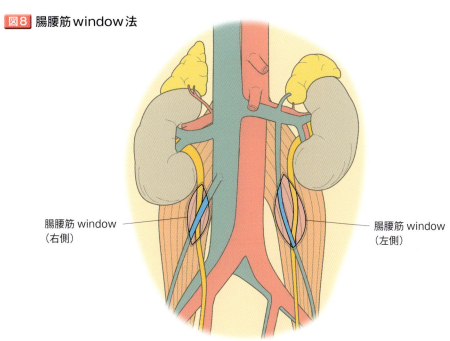

（図中ラベル）腸腰筋 window（右側）　腸腰筋 window（左側）

腎動静脈の位置を確認する。通常は腎静脈の位置は透見できることが多い。肥満例では脂肪に包まれており透見できないことがあるが，腎動脈の拍動とそれに伴う腎静脈の波打つような動きからそれぞれの位置を推定する。腎茎部付近から腎下極までの腎筋膜を切開し，腎下極付近の性腺静脈の内側で下行大動脈と腸腰筋の間の層を展開する。ここを十分頭側に剝離を進めていく。この操作により，左腎は尿管および性腺静脈とともに外側に挙上され腎茎部の剝離が容易となる。さらに腎動静脈の長さが確保され処理しやすくなる。

●右側の場合

右側では腎静脈やや頭側から腎下極付近までIVC前面，右側を剝離する。この操作で腎静脈，性腺静脈などの位置関係が明瞭となり，手術の安全性が向上するとともに腎動脈の剝離，処理が容易となる。さらにIVC外側と腎内側の間を剝離し腸腰筋前面を露出させ，腸腰筋windowを作成する。この操作は性腺静脈の外側で行うが，剝離の際に性腺静脈に緊張が加わり損傷する危険性があれば血管シーリングシステムで切断しておく。この

windowに助手リトラクターを入れて腎下極を持ち上げ，このスペースを広げるように剥離していくと腎静脈の後面に腎動脈の拍動を確認できる。

6 腎動脈処理

● 左側の場合

　腎茎部付近の剥離を進め，腎静脈が固定されたら腎静脈を覆う結合組織を剥離し腎静脈前面を露出する。その背面を慎重に剥離すると腎動脈の拍動が認められるのでこれを剥離する。動脈を剥離する際には周囲をリンパ管が取り巻いているため，このリンパ管を丁寧に剥離しておく（ 図9 ）。動脈周囲に余分な組織を残したままヘモロック（Hem-o-lok®）をかけた場合はヘモロックが脱落する危険性があり，注意を要する。リンパ管やその他の組織を動脈から剥離する際は，鉗子は動脈に直角に開くようにする。この過程で左腰静脈が邪魔になり十分に動脈の長さが確保できない場合には，血管シーリングシステムを用いて処理しておく。動脈の処理はヘモロックか自動縫合器を用いる。ヘモロックの場合は大動脈側に2本，腎側に1本ヘモロックをかけて切断する（ 図10 ）。それぞれのヘモロックの

図9 左腎動静脈剥離

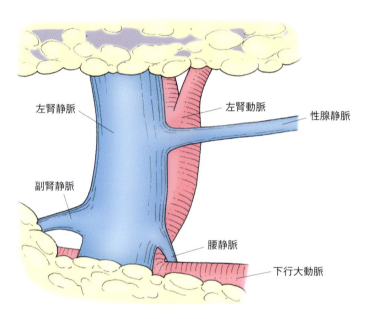

左腎静脈
左腎動脈
性腺静脈
副腎静脈
腰静脈
下行大動脈

図10 左腎動脈の切断

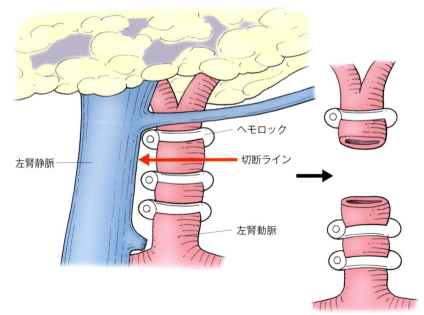

左腎静脈
ヘモロック
切断ライン
左腎動脈

間には十分な距離を確保する。特に切断縁とヘモロックの距離が短い場合は脱落して出血する危険性がある。さらにヘモロックが血管壁を咬まないよう，また，余分な組織を咬まないように先端を十分に確認する。自動縫合器で処理する場合も先端が血管の奥まで十分に先端が届いているか，余分な組織や先に用いたクリップ，血管テープなどを挟み込んでいないかを十分に確認した後にファイヤーする。

●右側の場合

右腎動脈の切断に関しては左側と変わるところはない。

Advanced Technique

腎静脈が邪魔になるため腎動脈の長さが十分確保できない場合には，腎動脈に1本ヘモロックをかけて血流を遮断し，腎静脈を処理してから腎動脈を処理してもよい。

7 腎静脈処理

●左側の場合

腎静脈の処理は動脈と同様にヘモロックか自動縫合器を用いる。腎静脈の長さが確保できない場合は性腺静脈，腰静脈，副腎静脈も血管シーリングシステムを用いて切断する。この際，断端から出血してもクリップがかけられるように腎静脈から離れたところで切断しておく。処理する前に腎側の静脈の拡張，うっ血の有無を確認しておく。ヘモロックを用いる場合，腎静脈は動脈よりも太いので，ヘモロックが静脈壁を咬まないように大きめのものを選択する。下大静脈側に2本，腎側に1本ヘモロックをかけて切断する（図11）。自動縫合器を用いる場合は静脈周囲の組織を十分に剥離し，自動縫合器が入るスペースを確保する。

●右側の場合

右腎静脈は左側に比べて短いので，周囲組織を十分に剥離して長さを確保する。また，基本的に右腎静脈に分枝はないが，まれに性腺静脈や腰静脈が合流していることがあるので不用意な剥離操作は避けるようにする。

図11 左腎静脈の切断

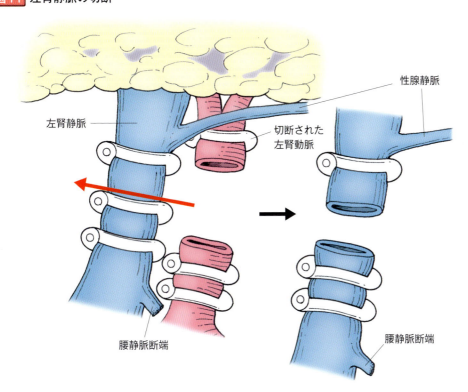

性腺静脈

左腎静脈

切断された左腎動脈

腰静脈断端

腰静脈断端

8 腎周囲剥離

◉左側の場合

　性腺静脈，尿管を切断し，腎頭側，外側で腎筋膜の外側を腹壁および横隔膜から剥離して腎全体を遊離する。腎内側から腎背側，外側，頭側の順に剥離を進める。

Advanced Technique

　副腎を温存する場合には，腎門部から腎筋膜のみを頭側に回り込むように切開し副腎の輪郭を確認したら，そのすぐ背側で腎周囲脂肪を腎側に付着させるように剥離，切開していき，腎被膜の露出を可及的に避けるようにする（図12）。

◉右側の場合

　右側の場合も同様に剥離するが，副腎を摘出する場合はIVCと副腎の間を腎門部から肝下面へと剥離を進めていく。副腎静脈を確認できたら丁寧に剥離し，血管シーリングシステムあるいはクリップをかけて切断するが，右副腎静脈は短いので損傷しないように十分注意する。その後副腎と肝下面の間を剥離し，腎後面，背側，外側へと剥離を進める。

図12 左副腎温存の場合の切開ライン

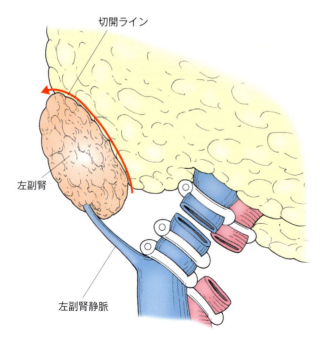

切開ライン

左副腎

左副腎静脈

9 標本摘出

　カメラを術者右手，あるいは左手の12mmトロカーから入れ替えて，カメラポートから標本回収用のパウチを挿入する。腹腔内で展開した後に遊離した腎を回収する。カメラポートを標本摘出可能な最小限度の大きさ（約6cm）に切開を延長し，パウチを損傷しないように留意しながら創外に摘出する。

10 閉創

　外側のポートからドレーンを挿入し，先端を腎門部付近において創外で固定する。標本摘出した創と12mmポートは筋膜，皮下，皮膚を縫合する。5mmポートは皮膚縫合する。

術後管理

　術後は通常の腹腔鏡手術と同様の術後管理を行う。特にドレーンからの出血に留意する。周術期感染予防抗菌薬として第一世代セファロスポリン系，β-ラクタマーゼ阻害薬（BLI）配合ペニシリン系抗菌薬を手術開始30分前に静脈内投与している。深部静脈血栓症予防目的に歩行開始するまでは間欠的な空気圧迫装置を用いる。術後2日目にドレーンおよび尿道カテーテルを抜去し，歩行開始する。周術期合併症を認めない場合は術後4日目に退院としている。

文献

1)　日本泌尿器科学会（編）：泌尿器腹腔鏡手術ガイドライン2014年度版. Jpn J Endourol ESWL 2014; 27: 1-46.

後腹膜到達法による腎摘除術

兵庫医科大学泌尿器科学講座准教授　**兼松明弘**

　後腹膜到達法による腎摘除術は泌尿器科独特の腹膜外術野展開で行われ，腸管操作を加えないことがメリットである。近年は施設を問わず比較的均一な手技，手順が確立していると思われる。本項は標準的な手術方法として4ポート手技を，ピットフォールとともに解説する。

適応，禁忌

　腎癌，腎盂尿管癌などの悪性腫瘍，および水腎症や萎縮腎など良性疾患で腎摘を必要とするものは，治療目的が十分に達成できるのであれば，いずれも適応となりうる。経腹的アプローチや開腹手術との使い分けは疾患の種類よりも病態のほうが重要である。ステージの高い腎腫瘍は技術的問題から経腹的到達法による腹腔鏡手術や開腹手術が選択されることが多い。腹側の腎腫瘍で前腎筋膜や癒合筋膜を腫瘍側に残すべきときは経腹的アプローチが望ましい。広範囲なリンパ節郭清を必要とする腎盂尿管癌については，開腹手術を優先する施設もあるが，後腹膜鏡下の郭清も可能である（別項参照）。多くの良性疾患も適応となるが，膿腎症は高度癒着症例が少なくなく，開腹移行の可能性が高いことを説明しておくか最初から開腹を選択する。

　開腹手術の既往は，後腹膜到達法には影響を与えない場合が多くメリットの1つである。ただし過去に後腹膜到達法で同一部位の手術をしていたり，経腹アプローチでも手術部位の後腹膜に操作が加えられている場合には術野展開は困難であり，大腸癌術後症例などは手術記事を確認する必要がある。

術前検査，術前準備

　腎動静脈の血管走行がわかるダイナミック造影CTは条件が許せば必ず撮像する。アレルギーや腎機能障害のある場合は施行できないが，血管の情報は術前に可能な限り把握する。総腎機能とともに必要であれば腎動態シンチグラムで分腎機能情報を把握しておく。
術前準備：腸管処置はマグコロール®Pなどで行う。清潔手術であれば抗菌薬は術直前＋術中のみ3時間おきの投与としている。

使用器具

・腹腔鏡鉗子セット：直角鉗子は10mmのものが必要である。術者は主に左手はバイポーラまたは腸鉗子，右手にメリーランド型ケリー，ハサミ，シーリングデバイスを持つ。
・0度の腹腔鏡
・洗浄可能な吸引器
・シーリングデバイス
・バルーンダイセクター（PDBバルーン™など）

・ポート（カメラ用，術者用12mm 2本，助手用5mm 1本）：カメラポートの選択は施設によるが，最初は視野が近いのでポートを腹壁ぎりぎりまで引き，バルーンタイプであればカフの空気の量を減らすなどの工夫が必要である。

・取り出し用の袋（Endo Catch™ Ⅱ）

手術のアウトライン

1 麻酔，気管内挿管
2 器械とチームの配置
3 ポート配置
4 後腹膜展開
5 ポート挿入
6 flank padの除去
7 外側円錐筋膜の切開
8 腎後面の授動
9 腎茎部処理
10 腎の遊離
11 副腎温存
12 臓器取り出し

手術手技

1 麻酔，気管内挿管

全身麻酔で行う。

2 器械とチームの配置（図1）

●モニター配置

術者は患者背側に立つ。メインモニターは術者が正対し，スコピスト，第二助手，器械出しナース全員が見える位置に配置する。第二助手用にサブモニターを反対側にも置くが，ミラーイメージとなるために，なんらかの操作をするときにはメインモニターを見ながらしたほうがよい。

コード，チューブ類は取り回しがしやすく，器械出しに戻せる配置を決めておく。

●体位

手術台を折った腎体位で行う。一般に手術台が高くなるので，背側に低い足台を敷きつめたほうがよい。体が背側に倒れると，背側ポートが背板との干渉が強くなるので絶対に避ける。逆に腹側に倒れないようにするには，腹部の脂肪を引き出すとよい。殿部の背板は鉗子の干渉がない高さで横向きに置く。

3 ポート配置（図2）

手術の成否を分ける重要ポイントである。背側ポートとカメラポートを最初に決める必要があるが，12肋骨先端など体表のメルクマールには絶対的な基準はない。中腋窩線という表現がされることが多いが，体型には個人差がある。

重要なポイントは体位をとったときに腎の位置を体内にイメージすることである。術者の立ち位置に立ってカメラポートが腎茎部にまっすぐに向かい，背側鉗子が腰方形筋に当たらず，腹側鉗子が外側円錐筋膜を乗り越えるときに手が開きすぎないようバランスのとれた位置を決める。

図1 機器と術者の配置

右腎摘の例を示す。チーム全員が同じモニターを見ながら手術を進める。第二助手は体をひねる必要があるが，ミラーイメージ操作を避けることができる。コード類は移動の邪魔にならないように頭側から入れ、器械台に近いところに取り回して固定する。

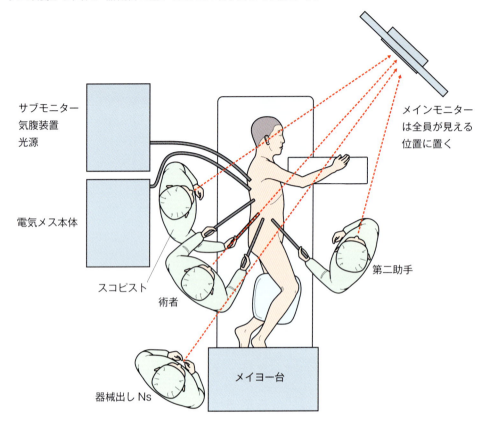

サブモニター
気腹装置
光源

メインモニター
は全員が見える
位置に置く

電気メス本体

スコピスト

術者

第二助手

器械出し Ns

メイヨー台

●トラブルのもとになる手技1：トラブルのもとになるポート配置（図2 DO NOT ）

　体幹の前後幅が大きい肥満体型でも腎は背側寄りにある。このような症例で術者の腹側ポートをカメラポートから離しすぎると，腹側の鉗子が外側円錐筋膜を乗り越える必要があり，術者の腕が開き円滑な操作の妨げとなる。

　またカメラポートと鉗子の間は5cmくらいとされているが，体型によってはより狭いほうがよい場合もある。やせた症例でポート間距離を優先すると腹側のポートが腹側に来すぎて上記のトラブルを起こす。

Advanced Technique

小児の後腹膜鏡（図2 ）

異所開口尿管に伴う低形成腎などが適応になる。ポート間の距離をとるために左手を頭側に，右手を尾側にずらして斜めに配置することで距離をかせぐことができるが3cm程度である。ポートサイズはカメラに5mm，操作ポートに5mm，3mmくらいが整容性の点から適切である。成人よりも細めのデバイスを使用するが，短めの鉗子が操作性の点から有利である。

4 後腹膜展開

　カメラポートの位置を決めたら体型に応じて1.5〜2cmの皮膚切開を置く。皮下組織を切開し，3層の筋層は筋膜を切開の方向に沿って切開，筋層を筋線維の方向に沿ってsplitして

図2 ポートの配置とトラブルを起こすポート配置

 左：典型例でのポート配置。◎カメラポート，●術者の左右ポート，△助手の補助ポート。右：3本のポートが腎門部に無理なく腎茎部に向かう位置をとる。

ⓑ肥満の強い症例でも基本的なポート配置は同様である。腎の位置は肥満者では相対的に後寄りにあるので，不用意にポート間の距離を長めにとると，腹側の鉗子が外側円錐筋膜の断端を乗り越えるのに回り込む必要がある。

ⓒやせが強い症例では，ポート間の距離にはこだわりすぎない。特に小児ではポート間の距離はとれないので，左手を頭側に右手を尾側にずらして斜めに配置することで距離をかせぐ。このような症例ではポート間の距離を優先すると，腹側ポートから外側円錐筋膜の断端を乗り越えにくく，術者の手も開いてしまう。

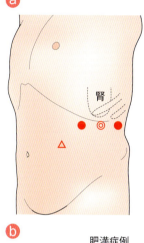

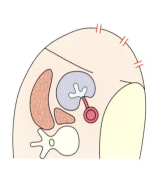

腎

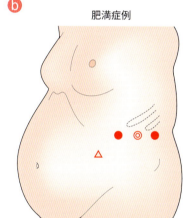

肥満症例

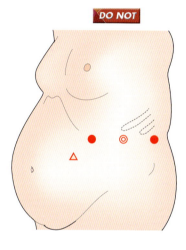

DO NOT

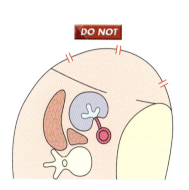

DO NOT

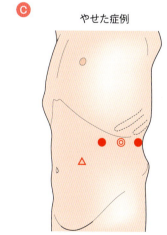

やせた症例

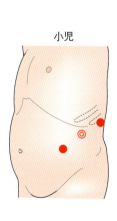

小児

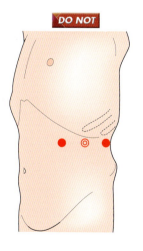

DO NOT

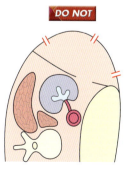

DO NOT

いく。この下で後腹膜の脂肪を覆っているのが腹横筋膜〔あるいは横筋筋膜（transversalis fascia）〕である。これをしっかりと分けると柔らかいflank padが露出するので，ここで腹壁に沿って指で剥離を行う。

次に後腹膜拡張バルーンを挿入して術野を展開する（図3）。このとき内視鏡で腹側では腹膜の折り返しを，背側では腸腰筋を確認しておく。この2つを指標として内視鏡の水平軸は腹壁と平行に保つ。

● してはいけない手技1：バルーンダイセクターを腹横筋膜の手前で膨らませてはいけない（図3 DO NOT）

後腹膜展開の第一歩は腹横筋膜を認識して確実にこれを開くことである。腹横筋膜の厚みには個人差があり，それと認識せずに開くことや，指先で軽く裂ける場合もあるが，ある程度厚みがある場合には，はさみを使用して柔らかいflank padが直接露出して見えるまで確実に開かなければならない。腹横筋膜の外側でバルーンダイセクターを拡張させると，腸腰筋の筋膜が剥けるラインが展開され，通常とは異なる位置関係からスタートする必要がある。

5 ポート挿入

まず背側ポートから挿入する。通常は直視下に挿入するが，カメラポートを挿入する前に指を挿入してガイドすることも可能である。背側ポートが入ったら，鉗子を入れて腹膜の折り返しを鈍的に腹側にはずしていき，術者の腹側ポート，助手ポートの順に挿入する。

● トラブルのもとになる手技2：3ポート手術はエキスパートの手術か？

助手ポートのない3ポート手技では，術者の片手が術野の展開に忙殺され右手の片手操

図3 腎周囲の膜構造と後腹膜の展開のしかた
ⓐ腎周囲の膜構造。「Gerota筋膜」という単一の膜が存在しないことを意識すると理解しやすい。
ⓑバルーンダイセクターの入るべきスペース。正しいスペースと誤ったスペースを○と×で示した。腹横筋膜の下にflank padがあり，このスペースを拡張した後に外側円錐筋膜を開いて腎周囲脂肪と腸腰筋の間の層に入る。腹横筋膜の外側で拡張すると，腸腰筋膜が剥ける層に入り解剖構造が崩れる。

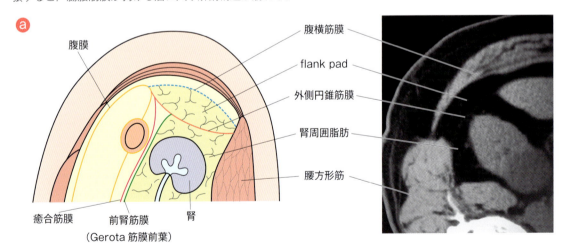

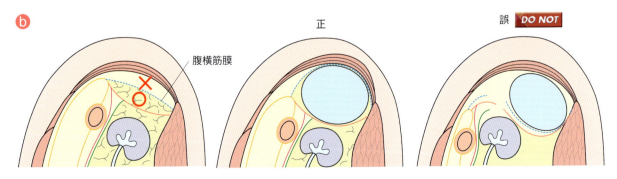

作に傾きがちである。難易度が高いことをエキスパートの手術と考える術者もいるが，技術認定で推奨される安全な手技とは方向性は異なる。

6 flank padの除去

外側円錐筋膜の外側にある脂肪はflank padとよばれる。視野の妨げとなるので除去される場合が多いが，除去しないケース，術者もいる。カメラが非常に近く，序盤で手が動かないうちに術野が頭側から尾側まで動く必要があり，出血で術野を汚さないように慎重に行う。

7 外側円錐筋膜の切開（図4）

外側円錐筋膜はときに2枚あるので，腎周囲脂肪が確実に見えるまで切開する。外側円錐筋膜の切開は，背側の腰方形筋と腎周囲脂肪の背側剥離につながる高さで行うのが適切である。

最初にある程度切開を入れて前後方向に拡げてからオリエンテーションをつけ，そこか

図4 外側円錐筋膜の切開と腎後面への入り方

ⓐ腎の上下，特に頭側を横隔膜からはずして大きく拡げることは術野の展開に重要である。頭側の剥離により腎は自重で腹側に下がり，腎門部処理を容易にする。lumbocostal archがこの時点で同定可能となる。
ⓑ尿管剥離のラインなどを参考にして腎周囲脂肪剥離層を拡げていくと，腎周囲脂肪と大血管周囲脂肪の境界に入り，腎茎部が露出する。

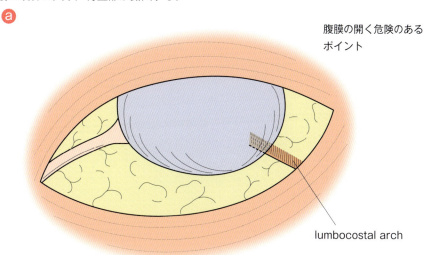

ⓐ

腹膜の開く危険のある
ポイント

lumbocostal arch

 ⓑ

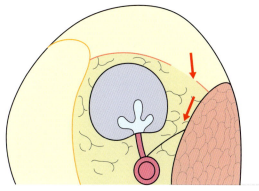

外側円錐筋膜切開部から腎周囲脂肪と
大血管周囲脂肪の境界に入る

ら尾側，頭側に十分に伸ばしていく。鈍的に裂ける場合もあるが，できなければ適宜緊張をかけて凝固切開していく。頭側に切り込みすぎると腹膜が開くので注意する。

8 腎後面の授動（図5）

　尾側では尿管が周囲組織を付けて持ち上がるラインが，腎側の脂肪と大血管側の脂肪を分けるラインに連続する。このラインはほぼ無血なので，層を大切に剥離する。大血管側に入ると不要の出血が発生し，腎側に入ると腎実質が露出する。

　頭側の授動では背側の手が動かしづらいが，腹側の手で対象物を届くところまで引き出して，丁寧に腎周囲脂肪頭側を腹膜や横隔膜からはずす。これにより腎頭側が重力により授動されて腎茎部が自然に展開されるようになる。この過程でlumbocostal archが同定できる。右では後述する腎茎部処理のためのフリースペースとしても重要である。

● してはいけない手技2：横隔膜を損傷するリスクのある手技

　横隔膜のそばではモノポーラは横隔膜反射から穿孔させるリスクがあるため使用すべきではない。

9 腎茎部処理（図5～7）

　正しい層で授動できれば腎茎部の同定に難渋することは少ない。透析患者など腎実質が小さく周囲脂肪が相対的に多い場合には，脂肪層の適切な認識はさらに重要である。lumbocostal archは腎門部認識の助けになる。この段階で，助手用のポートから腸鉗子やスネーク鉗子などを挿入して腎を腹側に圧排して視野を確保する。

　腎門部のだいたいの位置が確認できた後は，すぐに血管周囲剥離に移るよりも安全な血管処理のためのフリーなスペースを十分に作成して利用する。右利きの術者の手順を述べる。

図5 腎茎部処理

腎茎部剥離は周囲にフリースペースをつくり安全な剥離に利用する。

ⓐ 右腎摘。頭側のフリースペース（◯）を十分に展開しておく。腎動脈の頭尾側の剥離のいずれも組織を宙に浮かせて，フリースペースに向かって鉗子を抜いていく安全な操作が可能となる。

ⓑ 左腎摘。腎静脈の尾側は疎な結合織しかないので，腎茎部処理前にスペース（▲）を作成することが可能である。動脈頭側の処理は頭側のフリースペース（◯）を利用する。図では両手が交差しているが，左右を入れ替えてもよい。動静脈間の結合組織は尾側のフリースペースに向けて腎静脈の前面をかすめるように操作すると，シーリングデバイスを狭いスペースに向ける必要がない。

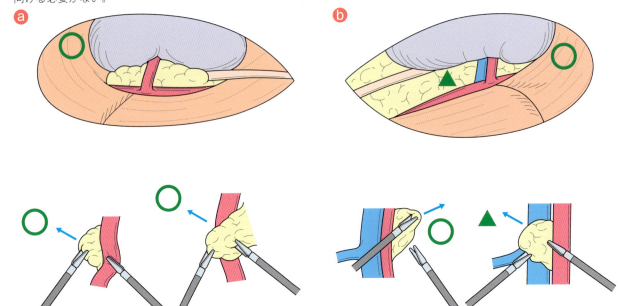

●右腎

　腎動脈が下大静脈の手前に見えたら，頭側から剥離を始める。腎動脈の周囲組織を左手で引き出してきて宙に浮かせ，フリースペースに向かって鉗子を抜くと腎動脈の頭側の2/3周くらいが安全に処理できる。動脈尾側の裏側には下大静脈と腎静脈があるので，鉗子を盲目的に奥に入れる操作は禁物である。尾側の動脈周囲組織はある程度動脈壁から剥離してから，左手で手前に引き出し頭側のフリースペースを利用するのが安全である（図5，6）。腎動脈はヘモロック（Hem-o-lok®）などで処理するが，末梢側断端は腎静脈処理の邪魔にならないように短めに切る。

　腎静脈周囲は比較的柔らかい結合組織で裂くように剥離可能であるが，細い分枝を引き抜かないよう細心の注意を払う。特に危険なのは頭側の下副腎静脈である（図7）。シーリングデバイスは下大静脈から抜けるリスクがあり，バイポーラで凝固してはさみで確実に切断するようにしている。右腎静脈は短いので十分に安全な切り代をとるために，下大静脈からの起始部まで剥離することと，ヘモロックをかけるときに左手の腸鉗子などでしっかり腎を支えて長さを確保するようにする。

●左腎

　腎静脈の尾側は疎な結合組織しかないので，腎茎部処理前にスペースを作成することが可能である。動脈頭側の処理は頭側のフリースペースを利用する。動静脈間の結合組織は

図6　右側でのフリースペースの使い方の術中写真

腎静脈側のほうに入っていかず，遊離した腎動脈尾側の結合織を腎動脈の手前で画面左側のフリースペースに向かって（〇）剥離処理している。

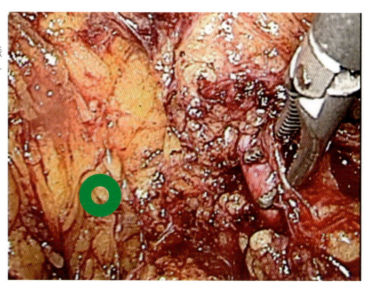

図7　右腎周囲で注意すべき構造物

ⓐ下副腎静脈は死角にあり細く抜けやすいので，注意しながら確実に認識してバイポーラとハサミで処理する。性腺動脈は腎静脈の腹側で視認できないところから腎静脈と併走する。細いので引っ張ると断裂して断端が見えなくなることがある。十二指腸の2nd portionは腎静脈のすぐ前面に腹膜を介さずに接している。
ⓑ腎動脈の断端を短めに処理して，これらの構造物が視認しやすい視野をとっている。

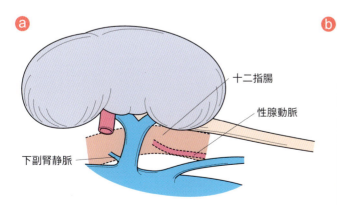

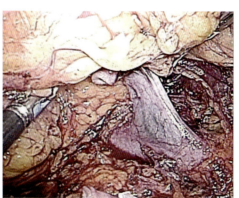

十二指腸

性腺動脈

下副腎静脈

ある程度腎動脈の尾側をはずしたら，結合織を引き出して尾側に作ったフリースペースに向けて静脈の前面をかすめるように操作すると，シーリングデバイスを狭い動静脈間スペースに割り込ませずにすむ。腎静脈は尾側のフリースペースから静脈の前面（カメラから見ると裏側）の結合織を引き出してくると，裏側の結合織が容易にはずせる。同様の操作を頭側からも追加して遊離する。

左腎静脈の枝として腰静脈の処理が必要なことがある。また左性腺静脈は腎静脈処理に必要なら切断するが，必要ないことが多い。

10 腎の遊離（図8）

右左ともに腎門部を切離した前腎筋膜手前のラインを尿管のほうに伸ばし，腎門部断端にガーゼを以後のメルクマールとして置いておく。尿管はアンカーとして利用するので，腎癌でもクリップのみで切らない。尿管は周囲組織を付けて性腺静脈から剥がすラインで遊離しておく。

助手のスネーク鉗子を抜いて腸鉗子に替え，lateroconal fascia断端を把持して腎前筋膜手前の層に入る。左右ともに腎下極前面の剥離を先行させてガーゼが見えるまで行い，特に右は十二指腸がフリーになってから頭側の剥離を行う。

⦿ トラブルのもとになる手技3：右腎摘で十二指腸損傷のリスクのある手順，左腎摘で腹腔内臓器を損傷するリスクのある手技

尿管を切断したり腎周囲脂肪を上極からはずすべきではない。最後に右側では十二指腸，左側では後腹膜との間の剥離が残るからである。上極のアンカーがなくなっていると，腹膜（十二指腸）側，腎側ともに緊張がかけづらいために危険である。

右腎摘のピットフォールとしては性腺動脈もある。腎静脈の腹側で視認できないところから腎静脈と併走し，細いので引っ張ると断裂して断端が見えなくなることがある（図7）。

Advanced Technique

腎前面にある腫瘍を露出させないために

前面の腫瘍では前腎筋膜の内側の層では脂肪しかないために腫瘍露出のリスクがある。この場合は腫瘍周囲だけに限局して前腎筋膜を切開して腫瘍表面に1枚付ける。

図8 腎周囲剥離

右側について示す。十二指腸の2nd portionをまず確実にはずすことを優先する。そのために，腎茎部断端にメルクマールとしてガーゼを置く。ある程度前腎筋膜と腎周囲脂肪の間を伸ばして層を確認した後に，①尿管周囲の剥離と②中下極前面の剥離を先行してガーゼが見えるまで行い，十二指腸がフリーになってから，③頭側の剥離を行う。十二指腸との間を最後に残すのは大変危険である。

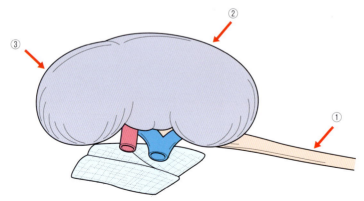

腎門部にガーゼを置いてメルクマールとする

●トラブルのもとになる手技4：腹膜の開放

　腹膜が開放するのは，①ポート挿入のために腹壁からはずすとき，②laterconal fascia を上極に開けていくとき，③腎下極と尿管を腹膜からはずすときである。このうち①と②は早い段階での開放なので，腹膜が張り出し術野展開の妨げとなる。

11 副腎温存（図9）

後方からの処理：腎前面をはずす前に腎を挙上して，腎門部から腎実質と副腎の間を頭側に向かって処理する。

前方からの処理：腎前面を腹膜からはずして腎を助手の鉗子で押さえておき，頭側から処理していく。右側は左右の手を入れ替えて左手で処理する。

　副腎損傷した場合にはタコシール®などを置いて止血する。

12 臓器取り出し

　臓器遊離ができたら腎茎部のヘモロックがカメラ側を向くまで両手で腎を回転させて，腎の遊離を確認する。腎尿管全摘では尿管処理を開放手術で行う。腎摘では助手ポートから袋を入れて取り出す。

　止血確認後，腹側ポートからドレーンを置き閉創する。

図9 副腎の残し方

 後方からの処理。腎前面をはずす前に腎を前方に牽引して，腎門部から腎実質と副腎の間を頭側に向かって処理する。

 前方からの処理。腎前面を腹膜からはずして腎を助手の鉗子で押さえておき，頭側から処理していく。図は左側だが，右側は左右の手を入れ替えて左手で処理する。

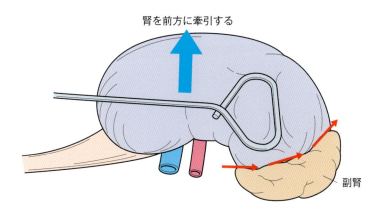

腎を前方に牽引する

副腎

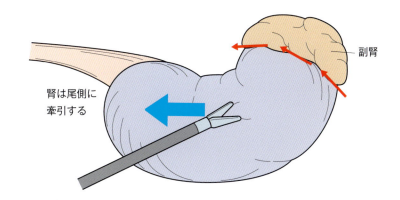

副腎

腎は尾側に牽引する

Advanced Technique

ドナー腎採取

われわれの施設では腹腔内アプローチを優先しているが，腹腔内手術既往がある左腎採取などでは後腹膜アプローチのドナー腎採取を行っている。腎茎部処理を最後に残し，腎周囲剥離の段階でハンドアシストに代えてそこから腎を取り出している。Pfannenstiel切開から袋を入れて，腎を袋におさめてから腎茎部を処理している施設もある。

多嚢胞腎や巨大水腎の摘除

巨大水腎症や多嚢胞腎も適応となる。巨大水腎症では尿管カテーテルを留置して，適宜膨らみを調整することが可能である。最初は適度な緊張が必要だが，途中適宜内容液を抜く必要がある。内容液や尿が感染していないことが望ましい。多嚢胞腎は袋に入らないので，周囲を遊離できたら小切開を入れて細切しながら取り出す必要がある。

術後管理

　残腎機能が正常であれば一般的な全身麻酔の術後管理で十分である。後腹膜操作なので腸管運動は1～2日で回復する。

おわりに

　腎摘は腹腔鏡技術認定の対象となっている。ポート設置から臓器遊離まで制限時間は3.5時間，標準時間は3時間以内である。

経腹膜到達法による副腎摘除術

東北大学大学院医学系研究科外科病態学講座泌尿器科学分野講師　三塚浩二

右側，左側それぞれの術式について述べる。

手術のアウトライン

右側
1. ポート位置決定
2. ポート設置・腹腔内観察
3. 肝下面の腹膜の切開
4. 下大静脈前面の腹膜の切開
5. 右腎静脈流入部の確認
6. 副腎背側の剥離
7. 副腎内側と中心静脈の処理
8. 肝臓との剥離と副腎摘出

左側
1. ポート位置決定
2. ポート設置・腹腔内観察
3. 腹膜切開（脾臓外側〜腎下極付近まで）
4. 膵臓との間の剥離（癒合筋膜の剥離）
5. 左腎静脈の同定
6. 副腎中心静脈の同定と処理
7. 副腎摘出

手術術式

右側

1 ポート位置決定

　副腎は腎臓の頭側になるため，通常腎摘出よりもカメラポートは頭側となり，肋骨弓下付近に置くことになる。副腎の位置をイメージしながら，カメラと左右のポートの位置を決定する。右側では肝臓の挙上のために第4ポートも必要となる。第4ポートは，筆者らは通常左手ポートの外側から5mmのトロカーを設置し，第2助手がトライアングル鉗子で肝臓を挙上するようにしている（**図1**）。

2 ポート設置・腹腔内観察

　上腹部手術既往のある場合は後腹膜アプローチのほうが無難である。副腎の場合，虫垂炎や婦人科手術などの下腹部の手術ではあまり問題にならないことが多い。ただ大網や結腸の癒着がある場合は，その際は術野の妨げにならない程度に丁寧に剥離する。

3 肝下面の腹膜の切開

　第4ポートからの鉗子で助手に肝臓を挙上してもらう。肝臓の挙上の加減がその後の剥離のやりやすさに大きくかかわるため，面倒がらずにそのつど術者が調整する。肝臓を軽く挙上してもらいながら，肝右葉下面の腹膜を切開する。

　切開は肝外側に向かう方向がやりやすい（**図2b**①）。切開の位置はやりやすいところからでかまわないが，最初は腹膜だけを剥離し切開するようにする。腹膜の切開⇒肝臓の持ち直し，によりその次に切開するべき層が自然と浮き上がってくる。肝臓の外側では肝三角靱帯を切開するとさらに肝臓は挙上される。腹膜の切開は横隔膜付近まで行っておく。

> **DO NOT**
>
> 横隔膜付近では，モノポーラ鉗子による通電により横隔膜を損傷する危険があり注意する。

図1 右側のポートの位置

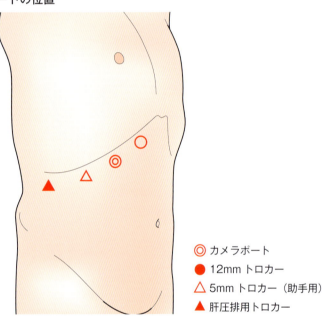

◎ カメラポート
● 12mm トロカー
△ 5mm トロカー（助手用）
▲ 肝圧排用トロカー

図2 肝下面の腹膜の切開

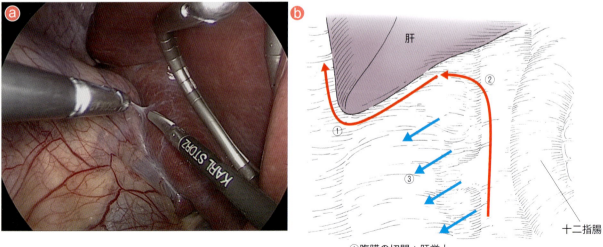

①腹膜の切開：肝挙上
②腹膜の切開：下大静脈前面露出
③腹膜の剥離：右腎静脈の確認

4　下大静脈前面の腹膜の切開

　次に下大静脈前面の腹膜の切開を行い，この切開ラインを上述の肝下面の腹膜の切開と
つなげるようにする（図2b ②）。通常腹腔鏡を挿入した時点で下大静脈は認識できること
が多いが，ときに結腸や十二指腸が下大静脈の前面を覆っている場合がある。この場合は
十二指腸あるいは結腸のすぐ外側の腹膜を切開し癒合筋膜を剥離して下方へ展開すること
で下大静脈の前面を明らかにする。

　下大静脈前面の腹膜を左手鉗子で軽くつまんで持ち上げ，はさみで切開して下大静脈の
前面の層に入る。この際，中途半端な層に入るとかえって剥離が困難となるため，下大静
脈の表面をしっかり出すことが重要である。腹膜と下大静脈前面の剥離を行い，肝下面の
すでに切開した腹膜のラインにつなげるようにする。ここでも肝臓付近では短肝静脈など
が流入していることがあり，なるべく腹膜だけを切開するようにする。

5　右腎静脈流入部の確認

　副腎周囲の剥離に入る前に，腹膜を剥離し右腎静脈の下大静脈への流入部を確認する
（図2b ③）。副腎が尾側に脚をのばしている場合でも，右腎静脈の頭側辺縁付近から副腎
周囲の剥離を開始すれば，副腎を損傷することはない（術前のCTで副腎の位置を確認し
ておく。術中に副腎の尾側がどこまで来ているか視認できるようであればそこから開始し
てもよい）。

6　副腎背側の剥離

　右腎静脈頭側辺縁付近の脂肪組織から入り，副腎の背側の腸腰筋を目指す。この際，副
腎から下大静脈へ直接流入する細い静脈を損傷し出血することがあるので，下大静脈から少
し離れたところで入るほうが安全である（図3）。この部分で大事なのは副腎の裏に入る
のではなく，腸腰筋をみつけることである。そのため剥離する方向はやや垂直を意識する。

　副腎の血管は細い動静脈が背側から副腎に入り込んでおり，ケリー鉗子などで少しずつ
隙間をつくり，凝固デバイスで切開していくとよい。ときに腎動脈の上極枝や被膜枝があ
る場合があり，術前の画像で確認し誤って切断しないようにする。できたスペースに左手
鉗子を挿入し，脂肪に包まれた副腎を上方に持ち上げるようにしながら，少しずつスペー

図3　副腎背側の剥離
ⓑ右腎静脈を目印に副腎の尾側で腸腰筋に向かって剥離を開始する。

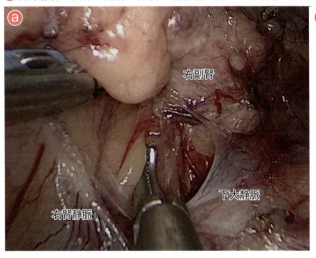

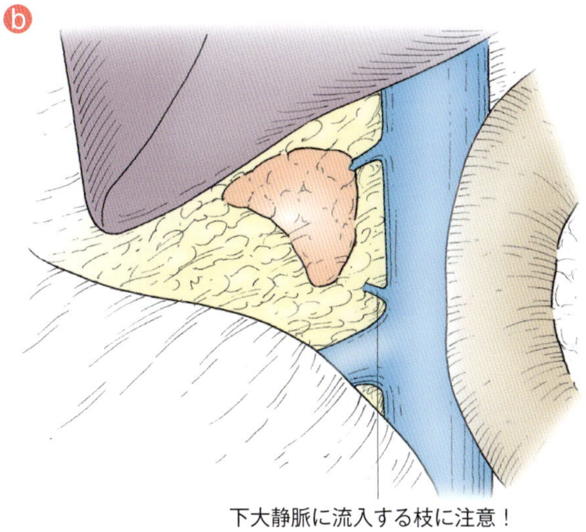

下大静脈に流入する枝に注意！

スを広げていく。腸腰筋を確認したら，さらに腸腰筋筋膜の表面をできるだけ広げるように剥離し，残った束を切断していく（図4）。十分に展開できたら，副腎内側の処理を行う。

Advanced Technique

なかなかうまくいかない場合

脂肪が多かったり，腎が近接しているなどの理由でこの部分の展開が進まないことがある。慣れないうちは無理せずに第5ポートを追加し，腎臓を下方外側に牽引して術野を展開すると剥離が楽になる。

7 副腎内側と中心静脈の処理

　左手鉗子を副腎裏のスペースに挿入し，外側へ軽く牽引すると，下大静脈右側と副腎の間に疎な脂肪組織が出てくる。この際もむやみに組織を剥離するのではなく，裏側で腸腰筋が展開されていると安全に剥離切開が可能となる。ある程度頭側まできたら，中心静脈

図4 腸腰筋筋膜の剥離

ⓑ腸腰筋筋膜を同定し，常にその層でスペースを左右に拡げていく。内側では下大静脈との間の組織を剥離切開し，中心静脈へ到着する。

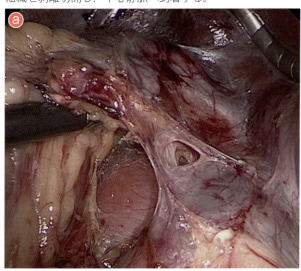
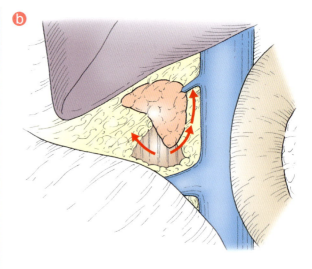

図5 中心静脈の剥離

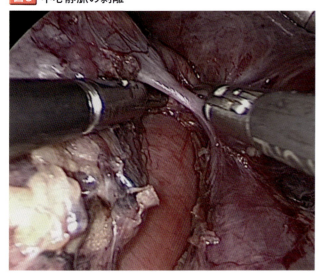

が近くなってくるので剥離の幅を小さくしていく。中心静脈を同定できたら剥離を行う（図5）。大事なのは中心静脈の表面を出すことである。

> **DO NOT**
>
> 余計な組織がついたまま剥離を行うと，何度やってもうまく剥離できずに無駄な操作を繰り返すことになる。

　中心静脈の表面が露出できたら，その上縁下縁の剥離を行い全周性に剥離する。右側の中心静脈は最初は短く感じることもあるが，裏側に延びている副腎実質も含めて周囲を十分剥離することにより距離を確保することができる。3本のクリップが余裕をもってかかるようになったら，5mmの金属クリップを下大静脈側に2本，副腎側に1本かけて切断する。ここでもうまくいかない場合は，第5ポートで副腎を牽引してもらい，術者が両手で安全に操作ができるようにする。

8 肝臓との剥離と副腎の摘出

　中心静脈の切断後に肝臓との間の剥離に移るが，ときに副腎が肝臓の実質の中に食い込んでいることがある。少しずつ丁寧に操作を行うことにより剥離可能な場合が多いが，どうやっても剥離ができない場合には，良性疾患でこの部分に腫瘍がないことが確認されているのであれば，一部正常副腎を残すようにして副腎を切断して摘出することもやむをえない場合もある（その後残った副腎を焼灼）。どうしても副腎を残したくない場合は肝臓に切り込んでいくしかない（図6）。切り込むとそれなりに出血してくるが，腫瘍の切除が終わると出血は落ち着くことが多い。ただあまり深く切り込みすぎて肝臓内の血管を損傷

図6 肝臓との剥離

どうしても肝臓との間が癒着で剥離ができない場合は，一部肝へ切り込んで（破線）副腎を摘出する。ただ良性の場合は副腎を一部残して摘出し，肝に残った副腎を凝固焼灼することもやむをえない場合もある。

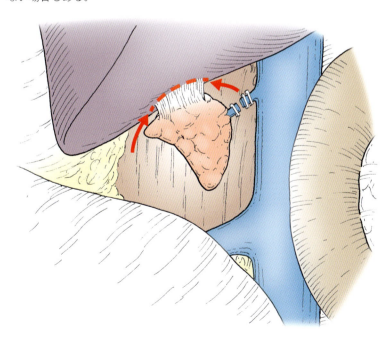

しないよう，常に副腎の輪郭を意識しながら切り込んでいくことが必要である。

　肝臓からの出血に対しては，凝固デバイスや止血用シートを当てることでコントロール可能である。肝臓との剥離が終った後，残った組織を切断し副腎を摘出する。この際も腎上極と腸腰筋を目印に切断していくと，副腎に切り込まずに安全に摘出できる。

左側

1 ポート位置決定

　カメラと左右の鉗子については右側と同様になる。腎上極や腎門部の剥離には必要により4本目のポートを置いて，助手に腎を牽引してもらうと操作がやりやすくなる。4本目のポートは通常右手ポートのさらに外側（背側）に置いている（図7）。

2 ポート設置・腹腔内観察

　大網・腹膜が腹壁に癒着していることがあり，これを切開する。ここでは癒着部の大網や腹膜を切開するだけで奥のほうへ剥離は行わない（腎背側の層に入り込み，腎臓が落ちてくるため後の操作がやりにくくなる）。

3 腹膜切開（腎下極付近～脾臓外側まで）

　下行結腸外側で腹膜を，頭側は脾臓外側方向へ，尾側は腎下極付近まで切開する（図8）。この際，腹膜の切開ラインが背側に行きすぎないようにする。切開した腹膜の結腸側を左手鉗子で持ち上げるようにして，その下の組織を右手鉗子で剥離する。腎側の脂肪と腸間膜側の脂肪の間の結合織を見極めて切開する。脂肪を切開すると出血しやすいだけでなく，腸間膜の中の血管や膵臓を損傷してしまう危険がある。またモノポーラ鉗子で凝固する場合には，画面の外ですぐ近くに結腸などの臓器が来ていないか確認する。ときどきカメラを引いて全体を確認することも必要である。

図7 左側のポートの位置

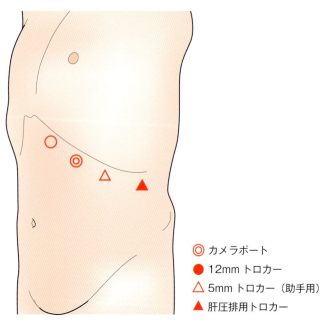

◎ カメラポート
● 12mm トロカー
△ 5mm トロカー（助手用）
▲ 肝圧排用トロカー

図8 下行結腸外側での腹膜切開

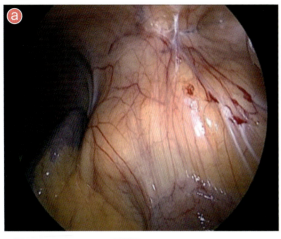
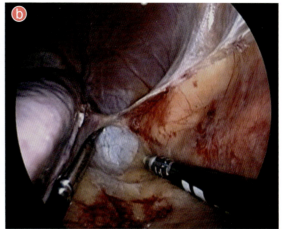

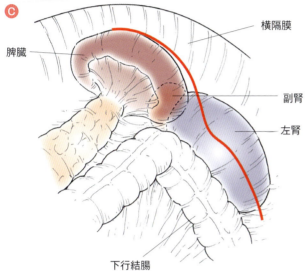

横隔膜

脾臓

副腎

左腎

下行結腸

腹膜の切開は脾臓の外側を回って横隔膜付近まで行う。腎筋膜の層が最初からきれいに出せた場合は，そのラインを保つように剥離を行う。ただ最初から腎筋膜の層を出すことにこだわる必要はない。腸管膜側の脂肪を画面の左上方へ持ち上げて，腸管膜と腎筋膜の間の疎な組織を出すようにする（これが癒合筋膜になる）。

4 膵臓との間の剥離（癒合筋膜の剥離）（図9, 10）

癒合筋膜は通常何層か存在し，この疎な組織を上下方向へ剥離切開を続けていくと下行結腸や脾臓は自然に落ちてくる。逆に腎筋膜の中に入り込むと，腎周囲の脂肪のかたまりがばらけてくるので判別できる。

腎上極で膵臓との剥離ラインがわからない場合は，まずカメラを引いて周囲の脾臓や結腸が十分落ちているかを確認する。周囲の組織が展開されれば自然と膵臓との間の剥離する層もわかりやすくなる。また第4ポートから鉗子を挿入し，腎上極を尾側に牽引すると膵臓との間がわかりやすくなる。

剥離の際は1カ所だけを深く剥離するのではなく，常に全体を見渡しながら，術野の展開の妨げになっている部分，あるいはやりやすい部分から剥離する。他の部分が展開されればやりにくかった部分もわかりやすくなってくる。

5 左腎静脈の同定

　脾臓・膵臓・結腸が十分に受動できたことを再度確認する。特に膵臓との間の剥離が不十分だと，中心静脈の処理の際に視野が不十分になるだけでなく，膵臓を圧迫したり損傷する危険がある。腎臓が落ち込み術野の妨げになる場合は，腎全体を鉗子で持ち上げるようにすると操作がしやすくなる。通常腎静脈の波動が表面の脂肪越しに確認できる。

　腎静脈の場所がわからない場合は，腎門部付近の脂肪組織を少しずつ剥離していくか，性腺静脈が下方でわかっていればそれを追いかけていけば同定できる（図11）。

6 副腎中心静脈の同定と処理

　左腎静脈の上縁を明らかにするように剥離を行い，中心静脈の流入部を確認する（図12）。中心静脈を副腎に向けて前面を剥離する。通常途中で頭側から下横隔静脈が流入している。3本のクリップがかかるよう十分な範囲で中心静脈前面の剥離を行う。この際中心静脈の表面が露出していることが重要であり，余計な膜がついたまま中心静脈を剥離してもうまくいかないことが多い。中心静脈を転がすようにして裏面を剥離し，鉗子

図9 癒合筋膜の切開

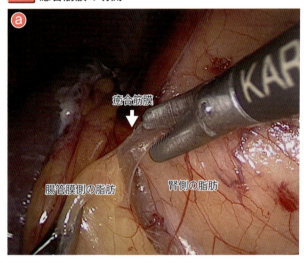
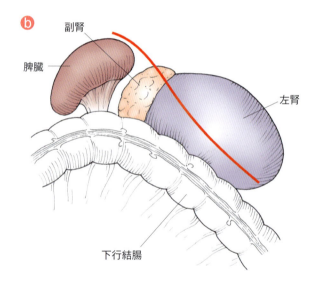

図10 膵臓との剥離

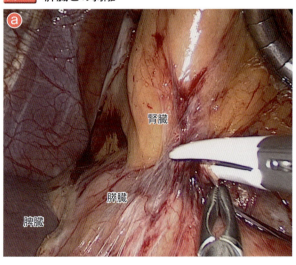
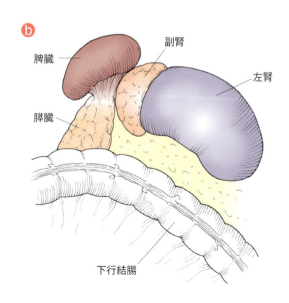

を安全に通すことができるようになったらクリップを腎静脈側2本，副腎側に1本かけ，
切断する（ 図13 ）。

図11 静脈系の同定

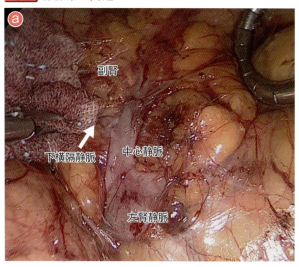

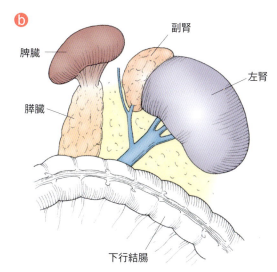

図12 中心静脈切断

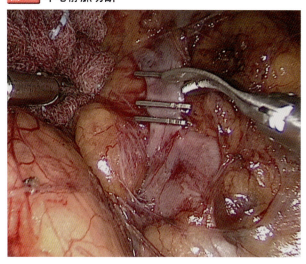

図13 副腎の背面のスペースの展開（腸腰筋を同定する）

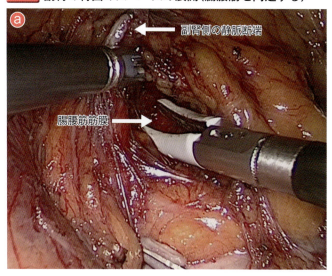

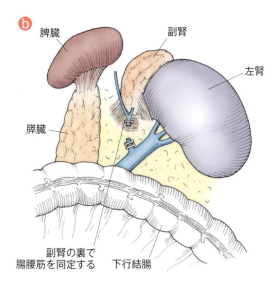

7 副腎摘出

　副腎側の中心静脈の断端付近から副腎の背側にスペースを作るように剥離を行う。このスペースを広げて腸腰筋の表面を確認する。腸腰筋が確認できたら，そのスペースを左右に広げるようにしていく。この部分には交換神経幹や腎動脈の被膜枝などが入っていることがあり，最初のきっかけがつかみにくいことがある。また特に腎動脈の分枝を損傷しないように，術前のCTで確認が必要である。筆者らは左手にバイポーラ鉗子や吸引管，右手にLigaSure™を持ち，左手を副腎の裏のスペースに入れ副腎全体を持ち上げ，両脇の組織をLigaSure™で剥離し切断しながらスペースを広げていく。

　次に腎上極と副腎の間の剥離を行う。表面から副腎の輪郭がわかればいいが，副腎がどこまできているかわからない場合は，副腎ではなく腎上極を剥離すれば副腎を傷つけることはない。横隔膜側でも副腎の境界を確認しながら，腸腰筋を目安にして組織を切断していく。この際に先の下横隔静脈を切断する（図14）。最後に腹壁側に残った組織を切断すれば摘出できる。

Advanced Technique

　左は右に比べると剥離操作が多く，やることはやや多いがバリエーションは少ない。とにかく剥離している層を大事にする。そのためには剥離の際は，LigaSure™などよりはハサミのほうが切った後の次の剥離面がわかりやすい。

図14　副腎周囲の剥離（腎側）

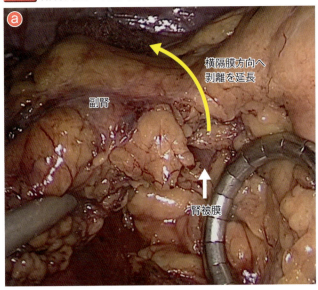

ⓐ
副腎
横隔膜方向へ剥離を延長
腎被膜

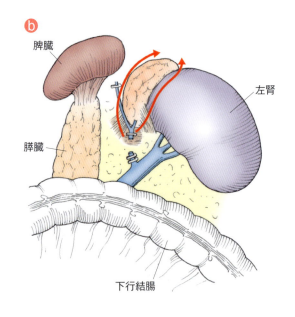

ⓑ
脾臓
膵臓
左腎
下行結腸

腹腔鏡下副腎摘除術：後腹膜到達法

倉敷中央病院泌尿器科部長　**伊藤将彰**
倉敷中央病院泌尿器科主任部長　**寺井章人**

　副腎摘除術に対する後腹膜鏡下アプローチは，同様のアプローチにて腎摘除術を施行している多くの泌尿器科医にとって馴染みの深いものである。また視野確保のために脾臓や肝臓を受動する必要がなく腹腔内臓器損傷の危険性が少ない点も利点と考えられる。一方で術野が狭く，また解剖学的な指標がないことから習熟にやや難渋することが欠点と考えられる。

　当科では1994年2月から2013年7月まで体腔鏡下副腎摘除を施行した149例のうち経腹膜到達法は73例，後腹膜到達法は76例とほぼ等しかったが，2013年8月以降では症例49例中42例に後腹膜到達法を採用しており，後腹膜到達法に比重を置いている。

適応

　すべての機能性腫瘍と直径5cm以上あるいは増大傾向のある非機能性腫瘍，孤発性転移などは体腔鏡下副腎摘除術のよい適応となる。経腹膜アプローチの適応と経後腹膜アプローチで特に変わることはない。サイズの大きい腫瘍の場合，操作スペースの広い経腹膜アプローチが有利であるが，逆に腹部消化管手術の既往がある場合には癒着のない後腹膜アプローチが有利である。

準備

　手術道具については，
①通常のメリーランド鉗子・モノポーラシザーズ・バイクランプ・エンシール・直角剥離鉗子
　そのほかに当科では，
②剥離・把持・開いて牽引に有用なロングタイプのメリーランド鉗子（ 図1a ）
③ピストル型でフック電極が出し入れできる内視鏡手術プローブ（ENDOPATH™, 図1b ）
を使用している。

手術のアウトライン

1 体位の準備
2 トロカーの留置と後腹膜の展開
3 flank padの除去
4 腎筋膜後面の剥離と腎動脈の同定
5 腎筋膜前面の剥離
6 腎上極の露出
7 副腎内側の剥離・中心静脈の切断
8 副腎の収納とドレーン留置
9 副腎摘出と閉創

図1 メリーランド鉗子(**ⓐ**)と内視鏡プローブ(**ⓑ**)

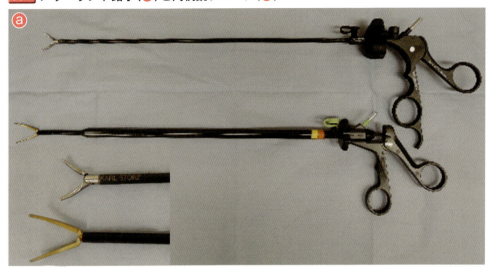

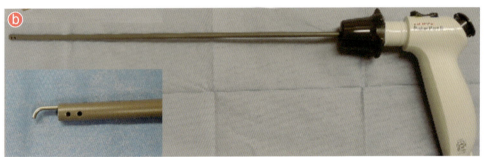

手術手技

1 体位の準備

　体位は後腹膜鏡下腎摘術のように正側臥位とする。側腹部をジャックナイフ型に伸展させ，肋骨弓と腸骨の間を緊張がかかるまで広げたうえで背側2カ所に腰板を当ててテープにて固定する。その際補助用ポートの位置や術者の立ち位置を想定しておき，これらに邪魔にならない場所で固定する。

2 トロカーの留置と後腹膜の展開

　トロカーの位置を **図2** に示す。カメラポートの位置は中腋窩線上で第11肋骨下縁と腸骨稜の中間とする。尖刃刀にて1.5cmの皮膚横切開を入れた後，外腹斜筋，内腹斜筋，腹横筋の順に筋膜を切開，筋肉は走行に従って鈍的に分けていく。最後に横筋筋膜を切開して後腹膜に到達し，指で鈍的に腹壁から腹膜を剥離する。肋骨や腸骨を内側から触知し，flank padの中に分け入ってしまわないよう腹壁との間と腸腰筋の間も可能な限り指で剥離しておく。

　腹膜外腔拡張バルーン（PBD™）を挿入し内視鏡にて内側から確認しながら膨らませ，中央・頭側・尾側でそれぞれ拡張し後腹膜を展開する。きちんと剥離されていれば腹膜の折り返しや腸腰筋がバルンの内側から透見できる。PBD™を抜去しカメラポートを留置，8〜10mmHgにて気腹を開始する。

　第2トロカーは腸腰筋の外縁，かつカメラポートの2cmほど頭側とする（トロカー間の

距離は3横指または5cm以上であることを確認する，図2）。ENSEAL®またはmonopolar scissorsを第2トロカーから挿入して腹膜飜転部を腹壁から剥離し，第3トロカー，必要があれば第4トロカーを挿入する位置まで剥離する。

3 flank padの除去

両手にそれぞれバイクランプ・ENSEAL®を持ち，flank padを鈍的にまたは焼灼切断にて全周剥離して一塊として切除する。余分な出血を避けるため，脂肪の中に入り込まず一まとめにして切除することが重要である。切除したflank padはいったんカメラポートを抜去し鑷子2本を使用して除去する。

●手術のコツ
その後，ガーゼを1枚挿入して余分な脂肪片や出血を拭き去っておくとその後良好な視野が得られる。

4 腎筋膜後面の剥離と腎動脈の同定

バイクランプにて外側円錐筋膜に緊張をかけながら腸腰筋との境界を，モノポーラにて切開する（図3）。

●手術のコツ
切開距離が不十分だと副腎内側の操作を行う際に外側円錐筋膜が視野の邪魔になるため，頭側は横隔膜起始部まで，尾側は腎下極まで十分切開しておく必要がある。

図2 **後腹膜鏡下副腎摘除術でのトロカー位置**
第3トロカーはカメラポートより3横指または5cm離れた距離で2cmほど頭側寄りとする。第4トロカーはバッティングを避けるため第3トロカーより尾側で中央寄りに留置する

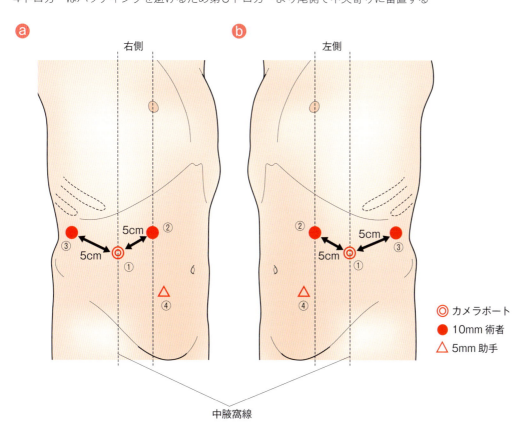

腸腰筋筋膜とGerota筋膜の間を剥離していき腎茎部に向かっていく。lumbocostal arch を同定し内側にたどっていくと腎動脈の拍動が同定できるため，その頭側を剥離してスペースを作成しガーゼを押し込んでおく（この操作は腎茎部の目印のためであり慣れれば省略してもよい，**図4** は右側，**図5** は左側）。さらに背側の剥離を頭側に向けて進め，上極にて腹膜の翻転部が確認できるまで行っておく。

5 腎筋膜前面の剥離

　次に腹側にまわり外側円錐筋膜の切開縁からGerota筋膜と腹膜の間を剥離する。頭側は腹膜翻転部に到るまで剥離し，副腎上極をフリーにしておく（**図6**）。

図3 外側円錐筋膜の切開と腸腰筋の露出
外側円錐筋膜を頭側では横隔膜起始部，尾側では腎下極まで十分切開しておく。

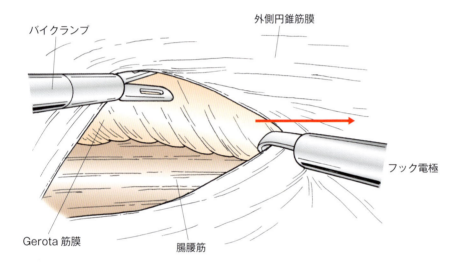

図4 腎動脈頭側および副腎背側の剥離（右側）
副腎摘除術では腎動脈そのものは剥離せず，その頭側を剥離しスペースを作る。

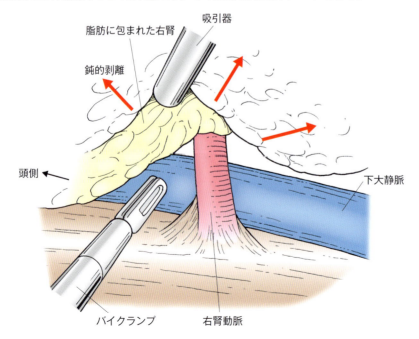

●注意点

①腹側の剥離の際に腹膜に穴を開けてしまうと腹腔内にairが入り腹膜が押し出されて
くるため，特に副腎内側を剥離する際にやりにくくなる。

②左副腎内側には膵臓があり，かつ間を剥離する際に明確な膜が確認できない。無理に
直接剥離すると膵損傷の危険があるため，頭側と尾側の剥離を十分に行いその間を剥
離するようにする。

図5 腎動脈頭側へのガーゼの押し込み（左側）

ガーゼは後に腹側から腎茎部と副腎尾側の間を剥離する際の目印として使用する。

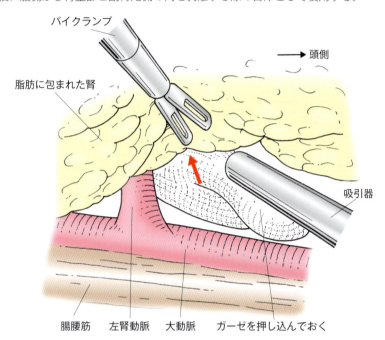

図6 前面でのGerota筋膜と腹膜の間の剥離（図は左副腎上極）

上副腎血管はsealingし，それ以外は主に鈍的剥離を行う。腹膜との間の剥離は腎の可動性をよ
くするために，腎中央を越えてなるべく下極近くまで行っている。

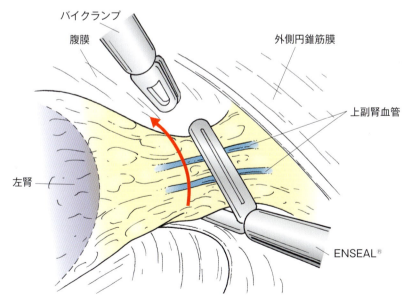

6 腎上極の露出

脂肪およびGerota筋膜に包まれた副腎の腹側・背側を十分剥離しフリーな状態にしておく。次にGerota筋膜に分け入って腎実質が見える層に至り（図7），その層を維持しながらENSEAL®で脂肪筋膜を焼灼切断し副腎と腎上極の間を剥離していく（図8）。

◉手術のコツ

Gerota筋膜に分け入るべき部位を決定するのはやや難しい。離れすぎた部位で入ると余分な脂肪を切除することになる一方で，近すぎると副腎に切り込んでしまう危険性がある。メリーランド鉗子にて脂肪を外側に牽引したうえで，上極あたりから腎実質に向けて垂直に切り込むようにしている。

Advanced Technique

同部位の剥離は慣れていないとうまく脂肪が切断できず手間取ることがある。ENSEAL®の先端にて鈍的剥離して脂肪の束を作成し焼灼切断する→露出した腎実質表面の面積をENSEAL®先端にて鈍的に拡げ脂肪筋膜を表面から浮かす，を繰り返しながら剥離していく。

7 副腎内側の剥離・中心静脈の切断

腎上極の内側を露出しながらさらに腎茎部に向けて剥離を進めていく（図9）。先に押し込んでおいたガーゼの位置を確認しながら剥離を進め，腎茎部に近づいたら慎重に奥を確認しながら脂肪を分けていく。剥離していく方向に腎静脈の一部または腎動脈の拍動が確認できたらそこで尾側への剥離を終了し，剥離の向きを内側方向に切り替える。

図7 上極にて脂肪筋膜への切り込み（左側）

メリーランド鉗子にて脂肪筋膜を外側に牽引しながら切り込む。切り始めは腎実質の形をイメージし，それに向かって垂直に切り込むように脂肪を切開しないと腎実質に到達できず上滑りしてしまう。

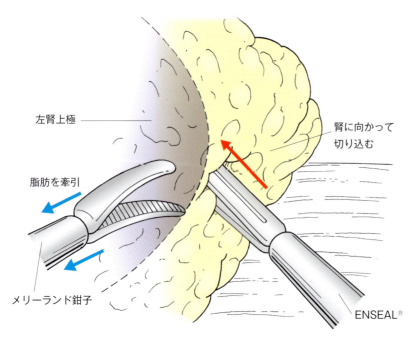

左腎上極

腎に向かって
切り込む

脂肪を牽引

メリーランド鉗子

ENSEAL®

●注意点

　副腎尾側はときに右側で腎茎部近くまで舌状に伸びていることがあるため，よく確認しながら腎茎部近くまで剥離していかないと尾側端を損傷してしまうことがある。

●左側

　尾側の剥離を内側に進めていく際に脂肪組織を細かく分けながら焼灼切断していくと，画面の左下から右上に立ち上がっていく中心静脈が見つかる（**図10**）。直角剥離鉗子にて十分に剥離した後（**図11**），ヘモロック（Hem-o-lok®）Mを中枢側に2本，末梢側に1本かけ，間をscissorsにて切断する。

図8 副腎と腎上極の間の剥離（左側）

腎被膜が露出できたらENSEAL®の先端にて脂肪筋膜を腎表面から浮かせ，sealingしながら切断していく。

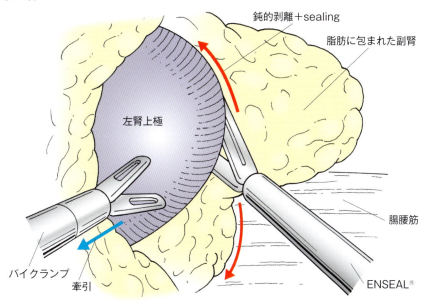

図9 副腎尾側と腎の間の剥離（左側）

第4トロカーからスネークリトラクターを挿入し，腎上極を外側，尾側に牽引すると副腎との間が拡がり処理しやすい。

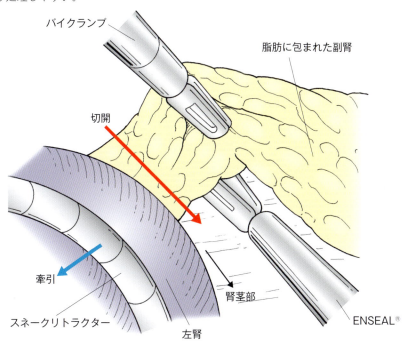

●右側

　下大静脈右縁に到達するまで脂肪組織を分けながら焼灼切断していく。下大静脈が同定できたらこれに沿って頭側に向けて剥離していく（**図12**）。下極内側に尾側・背側から

図10 左副腎中心静脈の同定

腎茎部を確認しながら内側に剥離を進めていくと，画面左下から右上に向かう中心静脈が見えてくる。腎動脈の拍動が確認できることもある。

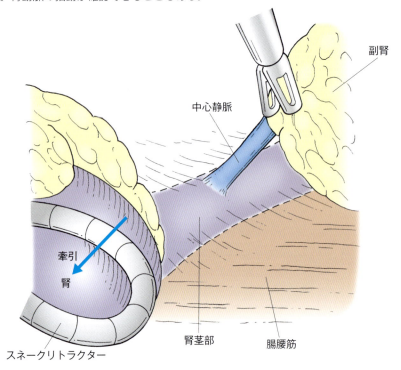

図11 左副腎中心静脈の剥離

中心静脈がきちんと確認できていればsealing deviceのみでよいとされているが，剥離がずさんにならないようにヘモロックをかけることを心がけている。

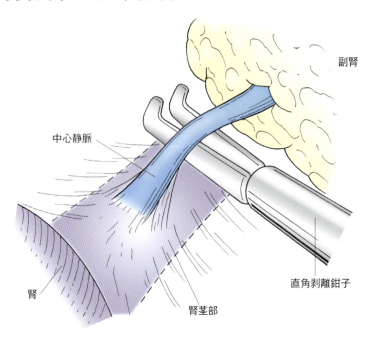

細かい血管が立ち上がってくるためENSEAL®で焼灼切断していく（図13）。副腎上縁と肝臓の間には生理的癒着があるため剝離にやや苦労するが，肝臓に切り込まないように注意しながら鈍的にまたは焼灼しながら剝離していく。癒着が高度であればscissorsで鋭的に剝離することもある。中心静脈は副腎実質の頭側端あたりに下大静脈から向かっていくのが視認される（図14a）。左側と同様に直角剝離鉗子にて十分に剝離した後，ヘモロックMを中枢側に2本，末梢側に1本かけ，間をscissorsにて切断する（図14b）。

最後に残った付着部位をENSEAL®で焼灼切断すると副腎が遊離できる。

図12 右副腎内側と下大静脈の間の剝離
副腎を外側に牽引しながら内側と下大静脈との間を剝離していく。

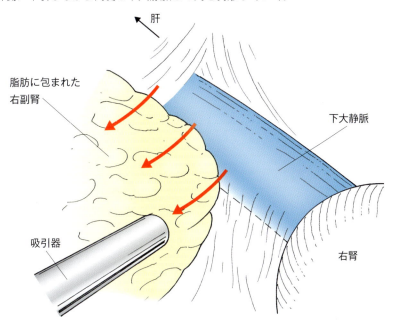

肝

脂肪に包まれた右副腎

下大静脈

吸引器

右腎

図13 右副腎尾側内側の剝離
細かい血管が立ち上がってくるため下大静脈に注意しながらENSEAL®で焼灼切断していく。

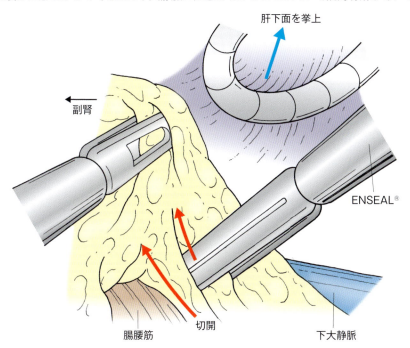

肝下面を挙上

副腎

ENSEAL®

腸腰筋

切開

下大静脈

8 副腎の収納とドレーン留置

　止血を確認しガーゼを回収する。第2トロカーからエンドパウチを挿入し，副腎を収納する（図15）。第3トロカーから5mmドレーンを挿入，ドレーンの先端の位置を確認しながらトロカーのみを抜去してドレーンを皮膚に固定する（図16）。内視鏡をカメラポートからいったん抜去し，第2トロカーから挿入する。カメラポートから鉗子を挿入してエンドパウチの紐を把持し，体外に紐だけ出しておく。第4トロカーを抜去して出血がない

図14 右副中心静脈の剥離と切断

ⓐ右副腎中心静脈の剥離：肝との癒着部を剥離していくと，その中に埋もれているような形で画面右上から左下に向かう中心静脈が同定される。

ⓑ右副腎中心静脈のクリッピング・切断：左側と同様に中枢側で2本，末梢側で1本クリッピングし間を切断する。

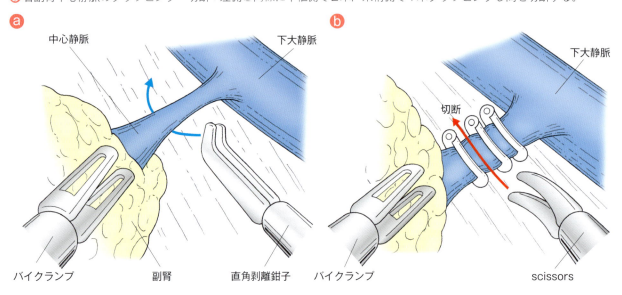

図15 副腎のエンドパウチへの収納（左側）

左右の鉗子の協調運動にてパウチの把持と副腎の収納を行う。

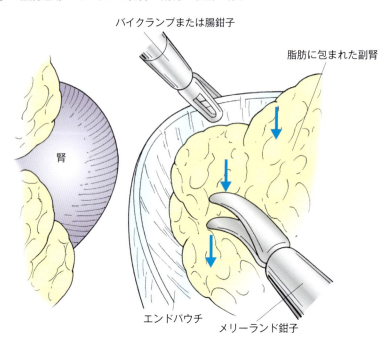

図16 副腎摘除部へのドレーンの留置（左側）

鉗子にてドレーンの先端を副腎摘除部に誘導し，トロカーを抜去しドレーンを皮膚に固定するまで抜けないように把持しておく。

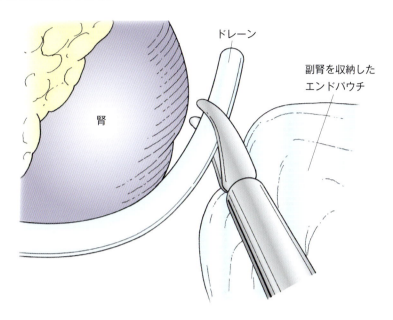

ことを確認，次に第2トロカーを抜去する。その際に内視鏡と一緒にトロカーのトラクトからの出血がないことを内側から確認しながら抜去する。

9 副腎摘出と閉創

　気腹を終了しカメラポートを抜去する。エンドパウチに収納した副腎はたいてい創を拡げなくても体外に取り出せるが，腫瘍の大きさにより必要があれば切開を延長して取り出す。

　カメラポートの創は筋層・皮下組織を2〜3針ずつ3-0 Vicryl®にて閉創する。それ以外の創は皮下組織をそれぞれ1〜2針のみ3-0 Vicryl®にて閉創する。

　皮膚は埋没縫合にて閉創し，最後にダーマボンド®を塗布して手術を終了する。

術後管理

　術後管理の手順は経腹的手技あるいは後腹膜鏡下腎摘術とほとんど変わりがない。ドレーンは1日量が30 mL以下になれば抜去している。

文献

1) 市川智彦：副腎の手術: 後腹膜到達法. 泌尿器科腹腔鏡手術ベーシックテクニック. メジカルビュー社, 2007, p178-87.
2) 今本 敬, 鈴木啓悦, ほか: 腹腔鏡下副腎摘除術: 後腹膜到達法. Urologic Surgeryシリーズ4 良性腎疾患・副腎・後腹膜の手術. メジカルビュー社, 2009, p24-35.
3) 酒谷 徹, 西澤恒二, ほか: 体腔鏡下副腎摘除術における経腹膜到達法と後腹膜到達法との比較. 日泌会誌 2015; 106: p89-94.
4) 日本泌尿器内視鏡外科学会編集: 泌尿器腹腔鏡手術ガイドライン2014年版. Japanese Journal of Endourology 2014; 27: p7-11.

腎部分切除術

呉医療センター・中国がんセンター泌尿器科科長　繁田正信

　腎癌の手術療法は近年，大きく変貌を遂げ，推奨される術式が根治的腎摘除術から腎部分切除術に移行してきている。小径腎癌に限らず，多少大きくても部分切除が可能であれば，極力腎温存手術を考慮すべきである。その最大の理由は，根治的腎摘除術と腎部分切除術で癌特異生存率に差がないこと[1]，腎悪性腫瘍が疑われて手術をした症例の約10〜20％が良性腫瘍であること，さらに全生存率では，術後の腎機能低下に伴う心血管系の合併症により，根治的腎摘除術のほうが腎部分切除術に比べ予後不良であることが報告されたためである[2]。現在，ガイドラインでも腎部分切除術が推奨されている[3,4]。その一方で，手術の低侵襲化が求められ，泌尿器科領域においても主な術式が開腹術から腹腔鏡手術に移行している。腎部分切除術も同様で，すでに広く普及しているが，確実な腫瘍切除，止血，尿路の修復，腎実質縫合を腹腔鏡下に，およそ30分以内に終える必要があり，しかも腫瘍の発生する場所，大きさ，深さは症例ごとに異なるなど，依然，難易度の高い術式といえる。本項では，この腹腔鏡下腎部分切除術を詳細に解説する。

適応，禁忌

　本術式の禁忌は，腹部の手術既往などにより一般的な腹腔鏡手術の適応のない症例を除けば，腎門部が残せない腫瘍，境界が不明瞭な浸潤性腫瘍，腎静脈内に摘除不能な腫瘍塞栓がある，以上であり，それ以外はすべて適応と考えている。高齢で，合併症があっても根治的腎摘除術が可能な症例であれば，腹腔鏡下腎部分切除術の適応である。

術前検査，術前準備

　術前検査として，腎ダイナミックCTで腎血管の走行と腎全体における腫瘍の位置を把握しておく。ただしCTは深吸気時の画像であり，術野での位置と異なる場合があるため，できれば3D-CTを構築してもらうとよい。また，腎エコーは，術前にあらゆる体位で腫瘍の位置を確認可能で，実際の術野での腫瘍の位置の予測はCTより優れていることが多い。当科では術前日に必ず行っている。術前準備は特に必要ない。

手術のアウトライン

1 麻酔
2 尿管カテーテル留置
3 皮膚切開
4 腎動脈の確保
5 腫瘍周囲の剥離
6 腫瘍切除，止血
7 尿路の修復
8 腎実質縫合
9 阻血解除，閉創

手術手技

1 麻酔

硬膜外麻酔併用全身麻酔で手術を行う。

2 尿管カテーテル留置

当科では腎阻血中にステントクーリングを行うため，手術に先立ち，まず高砕石位として，膀胱鏡下に患側腎盂内に5Fr先穴尿管カテーテルを留置し，尿道バルンカテーテルに固定する。この際，尿管カテーテルが尿路修復や腎実質縫合のときに縫い込まれるなどのトラブルを防ぐために，先端部分が腫瘍付近にならないように注意する。

3 皮膚切開（図1, 2）

体位は少し背側に倒した腎体位とする。ポート設置部位は，右か左か，アプローチが経腹膜か後腹膜かで異なる。右経腹膜アプローチの場合，体位をとってから腹部エコーを行い下大静脈右縁で大動脈から右腎動脈が分枝する高さにカメラポートを，左右の術者用ポートは5cm以上離して作成する。肝挙上用ポートおよび助手用ポートは腹腔内を観察してから，至適部位に作成するが，肝挙上用ポートに関しては剣状突起付近ではなく外側に作成するようにしている。当科では右経腹膜アプローチで腎部分切除術をする際には，腎動脈の確保を大動静脈間で行うため，他施設より若干内側に位置している。

左経腹膜アプローチの場合，同じく腹部エコーを行い，大動脈左縁で肋骨弓から1横指尾側にカメラポートを作成する。術者用および助手用ポートは右側と同様である。

右後腹膜アプローチの場合，腰筋群外縁で12肋骨と骨盤の中間に術者左手用ポート，前腋窩線で左手ポートの1横指尾側に術者右手用ポート，左右の術者用ポートの中点より1横指尾側にカメラポート，術者右手ポートより2横指外側で5cm尾側に助手用ポートを作成する。

左側の場合は左右対称の部位にポートを作成する。

図1 左腎体位
ⓐ正面，ⓑ側面

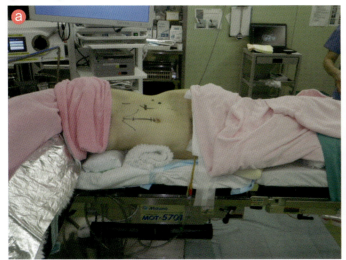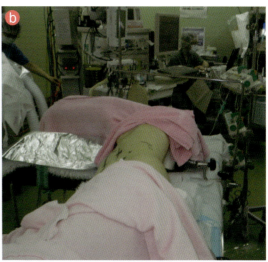

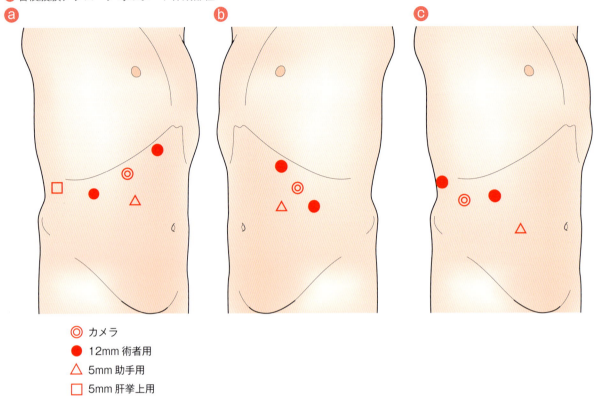

図2 ポート作成部位
ⓐ 右経腹膜アプローチ時のポート作成部位
ⓑ 左経腹膜アプローチ時のポート作成部位
ⓒ 右後腹膜アプローチ時のポート作成部位

ⓐ　　　　　　　ⓑ　　　　　　　ⓒ

◎ カメラ
● 12mm 術者用
△ 5mm 助手用
□ 5mm 肝挙上用

4 腎動脈の確保（図3～6）

　経腹膜，後腹膜アプローチともに根治的腎摘除術と同様の手順で腎門部に到達するため，この部分に関しては他項を参照していただきたい。ただ，右経腹膜アプローチに関しては，少し異なる。右腎では腎動脈を下大静脈右縁で確保すると，すでに分枝していることが比較的多く，もし見落とした場合，腎部分切除の際に激しい出血が起こる。そのため，当科では大動静脈間で右腎動脈を確実に確保している。下大静脈を左腎静脈分枝部まで十分に剥離し，下大静脈を挙上して右腎動脈を同定，剥離する。通常，同定は容易であるが，難しい場合には腹腔鏡用エコーを用いるとよい。大動静脈間を剥離することに抵抗があるかもしれないが，基本的には後腹膜アプローチで右腎動脈を剥離同定する操作と同じである。腎動脈には血管テープを掛け，緊急時にいつでも阻血可能な状態にしておく。腎静脈に関してはブルドック鉗子が掛けられる程度に簡単に剥離しておく。

5 腫瘍周囲の剥離（図7～10）

　この操作の目的は，腫瘍の全体像をとらえるとともに後の腫瘍切除，腎実質縫合に至るまでの操作が十分に可能な術野の確保である。腫瘍と正常腎の境界部分は可能な限り全周性に腎周囲脂肪織を除去し，どこからどこまでが腫瘍なのか，容易にわかるようにしておく。
　腫瘍に接する部分の脂肪織はあえて剥離しないが，自然に剥離されてしまう症例もある。その場合は腫瘍浸潤もないと考えられるため，摘除する。まれに腎周囲脂肪織が非常に硬く，腫瘍全体が腎周囲脂肪織に包まれたまま，部分切除を開始せざるをえない症例もあるが，その場合，腫瘍への切り込みを避けるため，必要以上に大きく正常腎を腫瘍に付けて

図3 大動静脈間の剥離

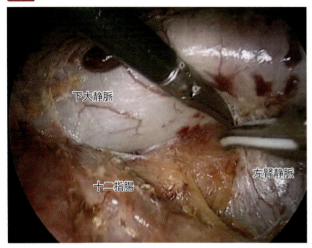

下大静脈
十二指腸
左腎静脈

図4 大動静脈間で右腎動脈同定

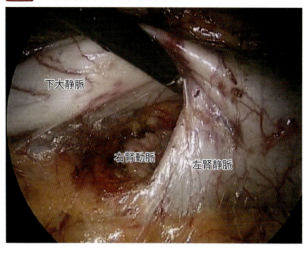

下大静脈
右腎動脈
左腎静脈

図5 大動静脈間で右腎動脈に血管テープを掛ける

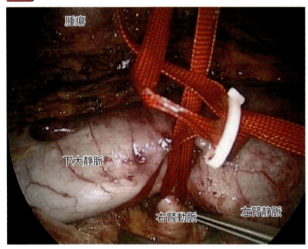

腫瘍
下大静脈
右腎動脈
左腎静脈

図6 右腎静脈剥離

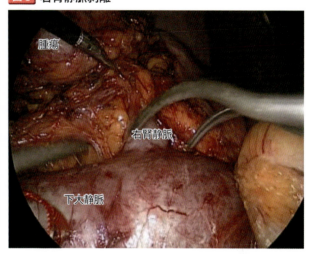

腫瘍
右腎静脈
下大静脈

摘除することになる。また，確実に腫瘍を切除し，かつ止血，尿路修復，腎実質縫合を行えるまで，腎の可動性が得られるよう，周囲臓器との剥離を行っておかなければならない。

　阻血後に剥離不十分であることがわかると，阻血中に剥離を追加するか，展開の悪いなかで無理して手術を継続するか，を選択せざるをえない。ただし，逆に剥離しすぎると，腎が固定できず，腫瘍摘除などの際に困難になる場合もあり，症例によって検討する必要がある。当科では基本的に必要最小限度の剥離にとどめている。

　次いで，腹腔鏡用エコーを用いて腫瘍の大きさ，深さなどを再確認し，切除ラインをマーキングしておく。また腎阻血後に必要な糸，その他の器材はあらかじめ準備しておく。

6 腫瘍切除，止血（図11〜14）

　腎動脈のみ，もしくは腎静脈もブルドック鉗子にて血流遮断し，腎盂内に留置してある尿管カテーテルから冷却水の注入を開始して，あらかじめ予定しているマーキングラインに沿って腫瘍を切除する。腎静脈も遮断するか否かに関しては，症例や施設により異なると思われるが，当科では，腎洞に操作が及ぶ腫瘍および腎腹側の腫瘍は静脈性出血が多く，腎静脈も遮断している。

　腫瘍切除の際，腎皮質はハサミで鋭的に切開し，髄質から腎洞にかけては極力鈍的剥離

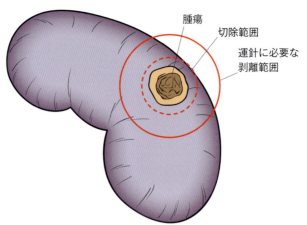

図7 経腹膜アプローチでの左腎部分切除において必要な腫瘍周囲の剥離範囲

腫瘍
切除範囲
運針に必要な剥離範囲

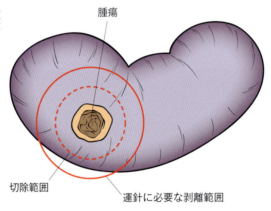

図8 後腹膜アプローチでの左腎部分切除において必要な腫瘍周囲の剥離範囲

腫瘍
切除範囲
運針に必要な剥離範囲

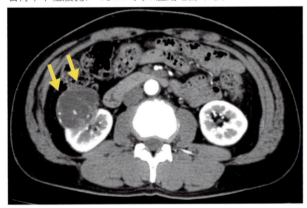

図9 右腎腫瘍症例のCT画像
右腎中下極腹側に46mm大の腫瘍を認める。

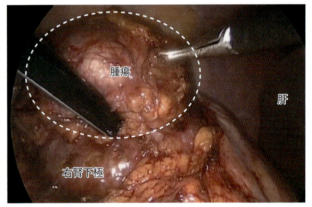

図10 右腎部分切除における腫瘍周囲の剥離（経腹膜アプローチ）

腫瘍
肝
右腎下極

を心がけ，剥離できない索状物は尿路か血管系であり，シーリングデバイスで処理する。腎洞内をハサミで離断するとこれらの血管や尿路を損傷してしまうためである。また鈍的剥離を行うことにより腫瘍に余分な正常腎をあまり付けることなく摘除可能となる（図13）。

　腫瘍摘除後は切除面の血管断端をソフト凝固で止血する。大きな血管はシーリングデバイスで処理されているが，念のため，断端は丹念に止血しておく。基本的に気腹圧は10mmHgとしているが，出血の多いときには12mmHgまで気腹圧を上げて対応する。

図11 右腎腫瘍切除開始（経腹膜アプローチ）

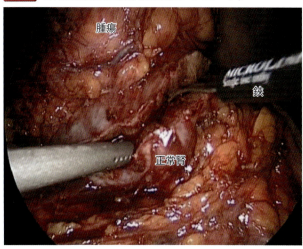

図12 腎洞付近をシーリングデバイスで処理

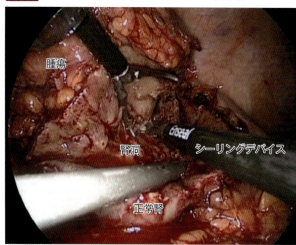

図13 摘出標本

ⓐ腫瘍表面，ⓑ腫瘍背面，ⓒ割面

正常腎を極力温存して腫瘍を摘除している。

腎細胞癌，clear cell carcinoma，G1，pT1b，ew−

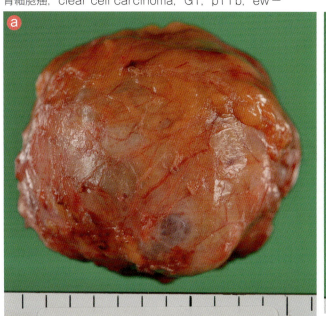

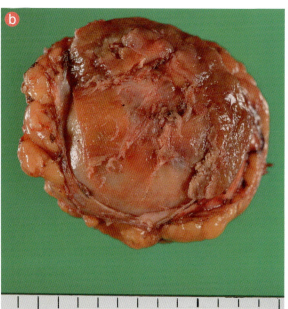

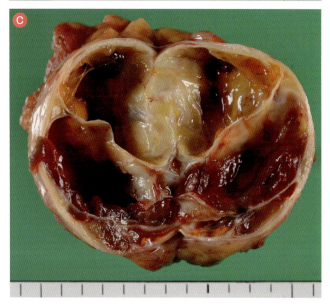

7 尿路の修復（図15）

　尿路が開放した場合，腎実質縫合を行うのであれば，微小な損傷は修復する必要はない。しかし大きく開放した場合には縫合閉鎖する。当科では3-0吸収糸で開放した尿路のみを連続縫合している。

　修復が必要か不要か，その見極めに関しては異論のあるところではあるが，尿路のみ縫合閉鎖できないような損傷は修復不要と考えている。腎洞内を連続縫合して，止血を兼ねて尿路の閉鎖を行う方法もあるが，前述のように，腎洞内には尿路，血管が走行しているため，逆にそれらを損傷させ，残存腎機能の低下をきたす可能性があるため，当科では行っていない。

8 腎実質縫合（図16, 17）

　腫瘍摘除による欠損部にサージセル®を挟み込むように腎実質を2-0 V-Loc™（18cm）で連続縫合し，途中ヘモロック（Hem-o-lok®）で固定する。サージセル®は，使用しない施設もあるが，縫合時に腎実質に過度の緊張がかからないようにクッションの役割を果たすこ

図14 右腎腫瘍摘除後
ソフト凝固で血管断端を止血。

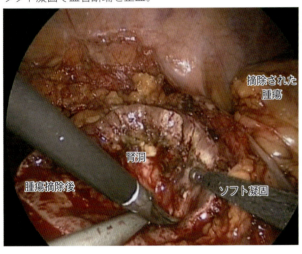

図15 開放した尿路を縫合閉鎖

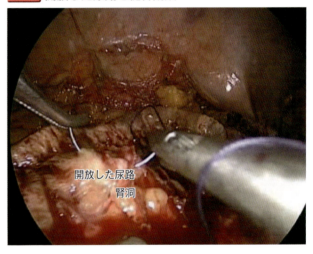

図16 腎実質縫合

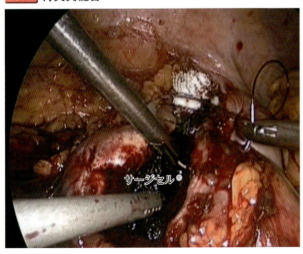

図17 腎実質縫合終了時

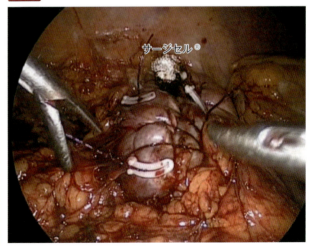

と，圧迫止血になること，などの理由で当科では使用している。

　運針に関して，腫瘍の場所や大きさは症例によって異なるので常に同じ方法は選択できない。そのため，左右の順手，逆手のどれが最適な角度になるのか，そのつど選択する必要がある。また，術者もしくは助手が運針しやすい場所に腎を動かすのも有効である。ただし，阻血後に腎周囲の剥離を行うのは時間的制約もあり困難である。阻血前に切除面すべてを縫合可能か否か，腎の可動性を確認しておく必要がある。

Advanced Technique

腎実質縫合の運針に際し，なかなか角度が合わず，うまく運針できない場面にしばしば遭遇する。その原因は，持針器で針を把持するために，ポートの皮膚貫通部を中心とした円運動でしか，針を動かすことができないためである（図18）。逆に考えると針を持針器で把持しなければこの制約から逃れることができる。両手の持針器で針を柔らかく把持して，縫合すべき至適な場所，角度に針をまず移動させる。針の先端を組織に軽く穿刺し，位置，角度を固定させて，後は両手で少しずつ針の角度を修正しつつ進めてやると1/2彎曲針ならばほぼ目的とする場所に運針可能である（図19）。両手を使用することによりロボット手術と同様に，とはいわないまでもそれに近い角度修正ができる。もちろん内視鏡が3Dのほうがより容易であるが，2Dでも十分対応可能である。文章だとなかなかイメージできないかもしれないが，ドライボックスなどで試みると，意外に容易であることが理解できる。

9 阻血解除，閉創

　当科では腎実質縫合がすべて終了してから阻血を解除することにしている。阻血時間短縮目的で，腎実質縫合の途中で阻血解除する方法もあるが，出血した場合，運針が困難になるうえ，初心者では心理的にも落ち着いて手術を進行させることが困難になる。腎実質も，血流を再開すると阻血時に比べ硬くなり，運針時に腎実質を損傷しやすくなる。なにより，すべての縫合を阻血下に行うことにより，阻血時間そのものが術者のラーニングカーブとしての指標となる。

図18 腹腔鏡下での運針の制限
ポートを中心に円運動でしか運針できない。

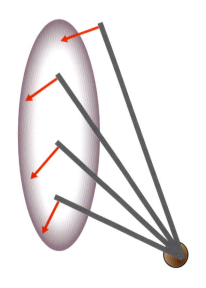

図19 腎実質縫合の運針

ⓐ両手の持針器で縫合する至適場所，角度に針を設定する。
ⓑ両手の持針器で縫合する至適場所，角度で組織に針を刺入する。
ⓒ両手の持針器で角度を微調整しながら少しずつ針を進める。
ⓓ針先端が対側腎組織から確認できる。

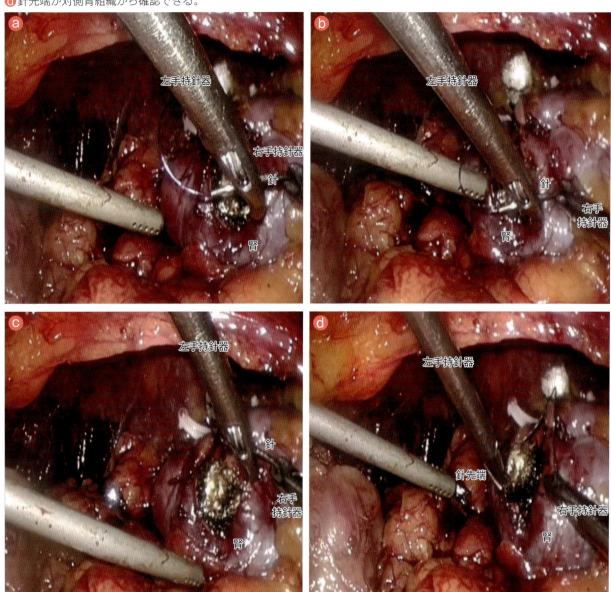

阻血解除後に出血があれば圧迫止血をまず行い，必要なら気腹圧を上げる。それでも出血が持続する場合には追加縫合を行う。出血が制御できなければ，再阻血し，いったん腎実質縫合を解除して出血部位を確認，止血する必要がある。止血が確認できれば，腫瘍を臓器回収用袋に収納し，体外に摘出する。再気腹し，出血のないことを再度確認したら，ドレーンを留置し，閉創する。また閉創終了後に尿管カテーテルは抜去する。

術後管理

術後はバイタルサイン，ドレーン排液の性状に注意し，出血，尿瘻の危険性を常に認識して経過を観察する。特に問題がなければ，術翌日から歩行開始，バルンカテーテル抜去，経口摂取再開，術後2日目にドレーン抜去としている。

文献

1) Novic AC: Laparoscopic and partial nephrectomy. Clin Cancer Res 2004; 10: 6322-27.
2) Zini L, Perrotte P, et al: Radical versus partial nephrectomy: effect on overall and noncancer mortality. Cancer 2009; 115: 1465-71.
3) Cambell SC, Novic AC, et al: Guideline for management of the clinical T1 renal mass. J Urol 2009; 182: 1271-9.
4) 日本泌尿器科学会編集: 腎癌診療ガイドライン2017年版. メディカルレビュー社, 大阪, 2017, 45-7.

ドナー腎採取術

東京女子医科大学泌尿器科助教　　**角田洋一**
東京女子医科大学泌尿器科准教授　**奥見雅由**
東京女子医科大学泌尿器科主任教授　**田邉一成**

　ドナー腎採取術において大切なことは健常人であるドナーへの安全性を確保することと，レシピエントの移植腎機能を良好に保つことである。そのためには愛護的かつ確実な手術操作の習得に加えて，局所解剖の熟知と各術式の理解が必要である。

術前評価

　悪性腫瘍や感染症の除外診断や心肺機能，腎機能などのドナーとしての適応評価に加えて，全身麻酔下に腎採取術を安全に受けることが可能であるかどうかを術前検査で丁寧に評価しなければならない。腹部手術の既往は後に述べる術式の選択に重要な情報であるため，手術歴を含めた詳細な問診と身体診察を行うことも大切である。

画像検査

　造影CTを用いて腎動静脈の評価を行うことはドナー腎採取術において非常に重要である。腎動脈・腎静脈の本数，早期分岐の有無，aberrant vesselの有無，石灰化の有無，性腺静脈および腰静脈の形態・走行などを評価することにより，術前に術野をある程度イメージすることが可能となる[1]。また得られた血管の情報からポート位置の調節を行う。例えば，経後腹膜到達法による左腎採取において腰静脈が頭側から尾側に向かって腎静脈に流入する場合，左手ポートを通常よりも体側内下方に設置しておけば，無理なく安全に腰静脈にvessel sealerを通し処理することが可能となる（ 図1 ）。

図1 ポート位置の調節

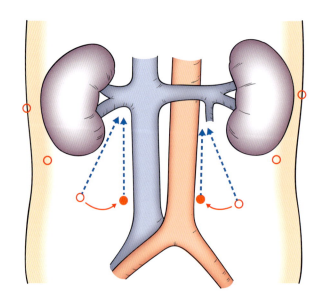

腎動脈が早期分枝を有し大動脈からの距離が近い場合は，vascular stapler で切離を行った際に2本に分かれることがある。レシピエントの術者とこのような情報を共有することも大切である。

腹腔鏡下ドナー腎採取術の術式

到達法には経腹腔到達法（transperitoneal approach）と経後腹膜到達法（retroperitoneal approach）の2つがある。さらに用手補助を行うかどうかによって，それぞれ完全腹腔鏡手術（pure laparoscopic surgery）と用手補助腹腔鏡手術（hand-assisted laparoscopic surgery；HALS）に分類される。完全腹腔鏡手術は腹腔鏡操作のみで腎臓を遊離し，別に採取用の創を作成し腎採取用バックにて体外へ取り出す方法であり，HALS はハンドポートを作成し用手補助下に手術を行い，同じハンドポートから腎臓を採取するという方法である。つまり術式として以下の4つの術式に分けられる。

①経腹腔到達法による完全腹腔鏡手術（transperitoneal pure laparoscopic surgery）
②経腹腔到達法による用手補助腹腔鏡手術（transperitoneal hand-assisted laparoscopic surgery）
③経後腹膜到達法による完全腹腔鏡手術（retroperitoneal pure laparoscopic surgery）
④経後腹膜到達法による用手補助腹腔鏡手術（retroperitoneal hand-assisted laparoscopic surgery）

2015年の全国のアンケート調査によると，開腹手術と未入力を除いた腹腔鏡下ドナー腎採取術699例中最も多く施行されていた術式は，②経腹腔到達法による用手補助腹腔鏡手術であり36.1%を占めていた。次いで③経後腹膜到達法による完全腹腔鏡手術が33.6%であり，①は17.3%，④は13.0%であった[2]。

各術式の長所・短所

経後腹膜到達法が経腹腔到達法と比較して腹腔内臓器の損傷や術後イレウスの危険性が低いのは明らかである。そのほかにも腎動静脈への到達が容易であり切離しやすいという利点が挙げられる。しかし，その反面で操作スペースが狭く技術的に難しいという欠点が存在する。HALS の利点としては，触感の feedback がある点，出血のコントロールが容易にできる点，腎臓の取り出しが簡単である点などが挙げられる。短所としては特に経後腹膜到達法の場合に，手が入ることによって手術視野が狭くなることが挙げられる。このため手術開始時からは HALS を行わず，腹腔鏡操作のみである程度展開してから HALS に移行している施設も少なくない。

以下では経後腹膜到達法による完全腹腔鏡手術と経腹腔到達法による用手補助腹腔鏡手術の手術手技について紹介する。

経後腹膜到達法による完全腹腔鏡下ドナー左腎採取術の手術手技

手術のアウトライン

1 体位
2 ポート留置，後腹膜腔の作成
3 外側円錐筋膜の切開
4 尿管の剥離
5 腎動脈および腎静脈の剥離
6 背側から腎周囲脂肪の剥離
7 腎門部頭側から上極への剥離
8 腎腹側および上極の腎周囲脂肪の剥離
9 腹側から腎門部の剥離
10 腎採取

1 体位

完全右側臥位またはやや背面に倒した体位で行う。腹壁の柔軟性を保ち，気腹による後腹膜腔の伸展を妨げない程度に腰部に枕を敷いておく。手術台をジャックナイフ状に曲げている施設もある。Pfannenstiel切開創からEndo Catch II ™を用いて腎臓を体外へ摘出する場合には，挿入する際の妨げにならないように右下肢は屈曲せずに伸展位とする。

2 ポート留置，後腹膜腔の作成

カメラポートは第12肋骨と腸骨稜の中央で腋下中央線上に置き，ここからバルーンダイレーターなどを用いて後腹膜にワーキングスペースを作成する。このときバルーンは必ず腎の背側で膨らませる。右手用のポートは腰方形筋外縁と第12肋骨の交差部付近に挿入する。左手用のポートは2つのポートを結んだ直線上でカメラポートから7〜8cm離した位置に設置する（ 図2 ）。この際に右手用のポートから鉗子を挿入し腹膜の剥離が必要となるが，腹膜損傷に注意しながら付着部を鈍的に剥離する。

一般的に術者は患者の背側に立ちスコピストは術者の隣で患者の頭側に立つ。

3 外側円錐筋膜の切開

経後腹膜到達法において外側円錐筋膜は重要な解剖学的な指標であり，最初にこの膜を正しく同定し切開することが求められる。腎下極から中央のレベルで切開し，腸腰筋の筋膜を剥がさないように意識することがポイントである。腎周囲脂肪と腸腰筋をはっきりと同定し，腸腰筋筋膜を露出するように頭尾側に向かって十分に広く切開していく（ 図3 ）。

4 尿管の剥離

ドナー腎採取における尿管剥離において重要なことは，尿管への血流を温存するということである。血流障害があると，レシピエントに移植した後，尿瘻や尿管狭窄をきたす可能性がある。血流を温存するためには尿管そのものを剥離するのではなく，周囲の組織や膜を広く付けた状態で剥離を行う。尿管背側にある粗な結合織の層に入り，性腺静脈から剥離するようなイメージで剥離を進めていくと，十分な周囲組織が尿管に付いてくる。

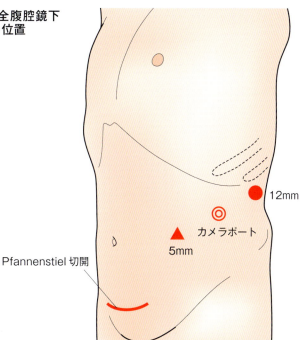

図2 経後腹膜到達法による完全腹腔鏡下
ドナー左腎採取術のポート位置

12mm

◎ カメラポート

5mm

Pfannenstiel 切開

図3 外側円錐筋膜の切開

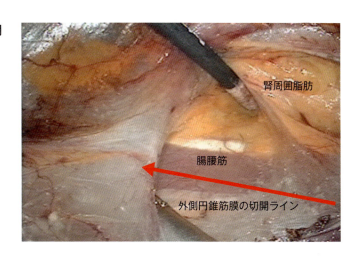

腎周囲脂肪

腸腰筋

外側円錐筋膜の切開ライン

Advanced Technique

尿管を確保した後は，左手の鉗子を尿管背側に挿入して腹壁側へ吊り上げることによって，背側の剥離と膜の認識が容易となり，不用意な腹膜損傷を避けることができる（図4）。

5 腎動脈および腎静脈の剥離

　性腺静脈を頭側に追いかけると，腎静脈を含めた腎門部は容易に同定できる。腎門部の剥離で重要なことは左手の鉗子で腎を挙上し，剥離面に適切な緊張をかけることである。この際，移植腎を圧迫しすぎないように注意が必要である。

　左腎静脈には性腺静脈のほかに腰静脈，副腎静脈が流入している。腎動脈を回旋する分枝を有することも多い（図5）。この時点で副腎静脈以外の枝は処理しておく。腰静脈を十分に末梢まで剥離しておくと，安全にvessel sealerを挿入し処理することができる。またシーリングデバイスで分枝を切断するときには，圧がかかり出血することを防ぐために本幹から少し離れたところでシーリングを行う（図6）。またこのような分枝は体外に摘出した後に結紮しておくほうがよい。

Advanced Technique

性腺静脈や回旋枝を切離すると，鉗子に対する腰静脈の角度が変化する。つまり，処理する順番を考慮することによって，安全に処理できる角度を作り出すことが可能となる（**図7**）。

　腎動脈の剥離はこの時点では最小限にとどめ，後ほど腹側から摘出直前に剥離を行う。これは動脈の攣縮を防ぎ，術後の移植腎機能を良好に保つためである。

6 背側から腎周囲脂肪の剥離

　腎被膜に沿って腎背側の腎周囲脂肪の剥離と摘除を行う。この際，尿管を損傷しないように注意を払わなければいけない。腎下極背側に尿管周囲の脂肪と腎周囲脂肪の境目で脂肪組織が少ない部分がある。これを指標に剥離を進め，ここより尿管側への剥離は行わない。尿管が視野に入るようなカメラワークも重要である。HALSであればこの背側の腎周囲脂肪の摘除は必ずしも必要ではない。

図4 尿管の剥離

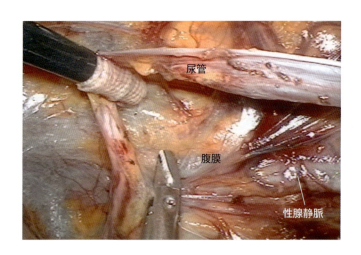

図5 背側から見た左腎静脈とその分枝

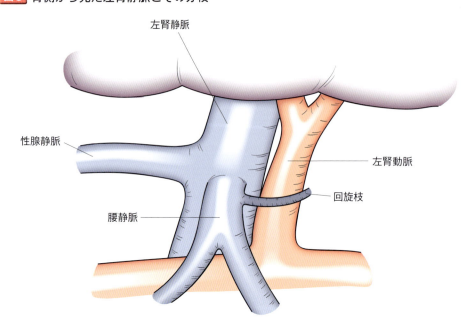

図6 シーリングデバイスによる血管分枝の安全な切断の仕方

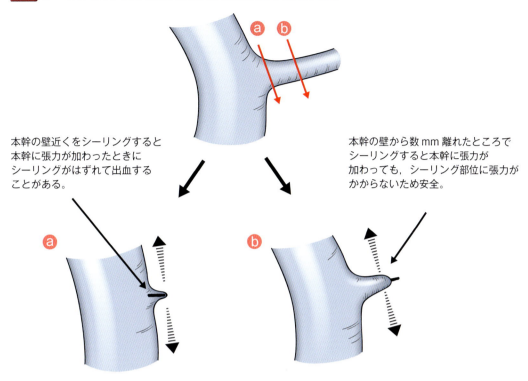

本幹の壁近くをシーリングすると
本幹に張力が加わったときに
シーリングがはずれて出血する
ことがある。

本幹の壁から数mm離れたところで
シーリングすると本幹に張力が
加わっても，シーリング部位に張力が
かからないため安全。

図7 腎静脈の分枝の処理方法

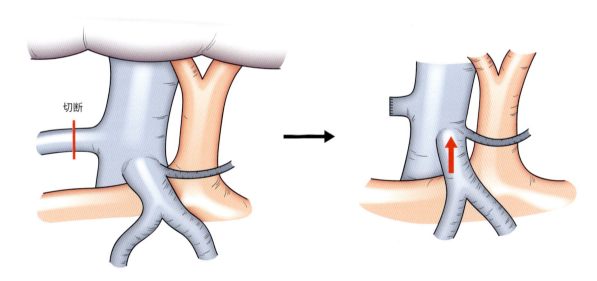

切断

7 腎門部頭側から上極への剥離

　再度腎を挙上し，腎動脈より頭側に向かって腎内側の剥離を行う。この際，腎上極へ細い腎動脈が流入することがあるため注意を要する。

8 腎腹側および上極の腎周囲脂肪の剥離

　腎被膜に沿って腎腹側および上極の剥離を行う。腹側の剥離の際には可能な限り腎臓を圧迫しない操作が重要である。上極の剥離は腎上極の腹側を外側下方に引きながら行うが，この際にも過度に圧迫しないようにしなければならない。

9 腹側から腎門部の剝離

この時点では腎の可動性がかなり得られているため，背側に完全に脱転させ腎門部の剝離を腹側から行う。腎動脈および静脈の腹側を剝離し血管面を露出させ，動静脈間の組織を処理する。副腎静脈の切離も行う。背側と腹側から腎動脈を剝離することによって，腎動脈に触れることなく完全に剝離することが可能である。

10 腎採取

腎採取部位はPfannenstiel切開創，傍腹直筋切開創，ポート間などが挙げられる。Pfannenstiel切開創の場合，後腹膜腔から膀胱前腔へ向かって剝離を行う。外腸骨動静脈のやや内側で剝離を進め，恥骨後面を確認する。腹膜側には精索または子宮円索を確認する。正しい層で剝離しなければ膀胱損傷などの危険性があり，骨盤内の手術歴がある場合は特に注意が必要である。

尿管の切離を行い，vascular staplerを用いて腎動脈，腎静脈を切離する。左腎を脱転させ，腎上極側から角度をつけて血管を処理する方法が最も容易である。腎動脈にvascular staplerをかける場合には，あえて大動脈からの断端を少しだけ残す形で行う（図8）。これは術後に圧でstaplerがはずれて出血することを防ぐためである。静脈にvascular staplerをかける場合は，腹側へテンションがかかると静脈が短くなるため，背側へ押し付けるようにする。

腎採取用の袋に入れ摘出を行うとき，無理な力がかかると腎被膜断裂などの損傷を起こす危険性がある。阻血時間を短くすることは大切であるが，決してあせらず腎臓が創外に摘出されるまではあらゆる注意を払わなければいけない。

図8 腎動脈の切断位置について

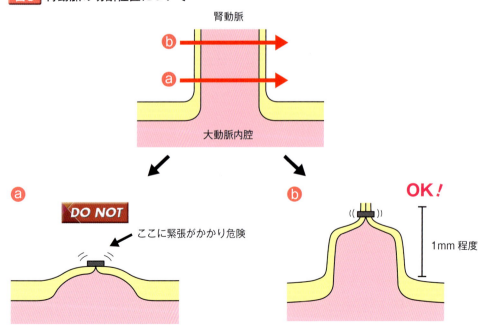

経腹腔到達法による用手補助腹腔鏡下ドナー左腎採取術の手術手技

アプローチは異なるが，尿管や血管の剥離など基本的な手技は「経後腹膜到達法による完全腹腔鏡下ドナー左腎採取術」と同じである。用手的操作は臓器の圧排など視野の作成に徹し，きわめて愛護的に行うべきである。

手術のアウトライン

1 体位とポート留置
2 下行結腸の脱転，後腹膜腔の展開
3 尿管の確保と性腺静脈の確認
4 腎静脈および腎動脈の確認
5 副腎静脈，腰静脈の切離
6 腎周囲脂肪の剥離
7 腎動脈および腎静脈の剥離
8 腎採取

1 体位とポート留置

体位は右半側臥位で行う。HALSには術者が手を挿入する方法と助手が挿入する方法がある。それによってハンドポートの位置は変わってくる。ここでは上腹部正中にハンドポートを作成し術者が手を挿入する方法を示す。まずハンドポートを作成し，そこからカメラを挿入し，臍レベルの3cm外側にカメラポート，その頭外側に右手用のポートを作成する（図9）。

2 下行結腸の脱転，後腹膜腔の展開

下行結腸外側で腹膜を切開し，下行結腸を脱転させ後腹膜腔を展開する。腹膜の切開は頭側尾側ともに十分に行う。このとき腎被膜に沿う層で展開をしてもよい。

図9 経腹腔到達法による用手補助腹腔鏡下ドナー左腎採取術のポート位置

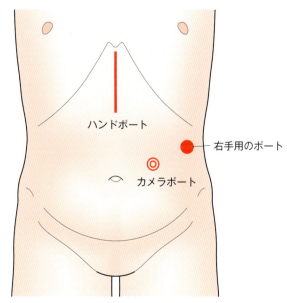

ハンドポート

右手用のポート

カメラポート

3 尿管の確保と性腺静脈の確認

腎下極レベルで尿管と性腺静脈を確認し，先と同様に周囲組織を十分に付けて尿管の剥離を行う。このとき腸腰筋も確認する。

4 腎静脈および腎動脈の確認

腸腰筋に沿って腎背側の剥離を行い，性腺静脈を追いかけて腎静脈を確認する。腎静脈背側を頭側に向かって剥離し腎動脈を確認する。この時点での血管周囲の剥離はあまり無理をせずに最小限にとどめる。

5 副腎静脈，腰静脈の切離

腹側から腎静脈の剥離と副腎静脈の切離を行う。副腎静脈の切離後に腸腰筋まで剥離を進め，腎と副腎の間を被膜に沿って剥離していく。腎の可動性が得られたら，腰静脈を背側から切離する。

6 腎周囲脂肪の剥離

尿管に注意しながら周囲脂肪の剥離を行う。

7 腎動脈および腎静脈の剥離

動静脈間を含めて，腎動脈の剥離を大動脈起始部まで行う。腎静脈も十分な長さがとれるように剥離を進める。

8 腎採取

尿管，腎動脈・腎静脈を切離し，ハンドポートから腎臓の摘出を用手的に行う。

最後に

ドナー腎採取術の到達法と代表的な術式について説明した。各術式の成績や比較が過去に多く報告されているが，現時点では客観的データに乏しくどの術式が最も優れているかについての結論は出ていない[3~5]。冒頭でも述べたように，最も重要なことはドナーへの安全性の確保であり，術式の選択にあたっては施設の能力や術者の経験・技量を考慮して決定するべきである。当然のことではあるが，ドナー腎採取術の成功なくして生体腎移植の成功はあり得ない。決して無理なことは行わず，慎重かつ確実な手術操作に徹しなければいけない。

文献

1)　奥見雅由：後腹膜鏡下ドナー腎採取術. 泌尿器外科 2017; vol.30 No6: p957-62.
2)　日本移植学会・日本臨床腎移植学会：腎移植臨床登録集計報告 (2016). 2015年実施症例の集計報告と追跡調査結果. 移植 2016; vol.51 No2, 3: p124-44.
3)　Özdemir-van Brunschot DM, Koning GG, et al: A comparison of technique modifications in laparoscopic donor nephrectomy: a systematic review and meta-analysis. PLoS One 2015; 10 (3).
4)　Elmaraezy A, Abushouk AI, et al: Should hand-assisted retroperitoneoscopic nephrectomy replace the standard laparoscopictechnique for living donor nephrectomy? A meta-analysis. Int J Surg 2017; 40: 83-90.
5)　Dols LF, Kok NF, et al: Randomized controlled trial comparing hand-assisted retroperitoneoscopic versus standard laparoscopic donor nephrectomy. Transplantation 2014; 97(2): 161-7.

単孔式腹腔鏡下手術のコツ

東海大学医学部外科学系泌尿器科学教授　**宮嶋　哲**

適応，禁忌

　副腎腫瘍と腎腫瘍が単孔式腹腔鏡下手術（laparoendoscopic single-site surgery；LESS）の良い適応となるが，腫瘍径が大きい症例や内臓脂肪の多い症例は難易度が高くなるので，術前画像に基づいて慎重に適応を決めるべきである[1]。またドナー腎採取術で単孔式手術（単孔プラス1ポートのreduced port surgery）を適応している施設は増加傾向にあり，術者の技量を鑑みて適応とする。本稿では，プラットフォームによって手術の方法も変わるので，単孔式腹腔鏡下副腎摘除術と腎摘除術を分けて解説する。

術前検査，術前準備

　経腹膜的アプローチが多用されるため，腹部手術の既往の有無は確認すべきである。術前準備ではアクセスプラットフォームとしてGelPOINT®やSILS™Portが望ましく，さらに先端屈曲可能な鉗子，エナジーデバイス，5mm径の軟性鏡flexible scopeなどを用意していくことが必要である。またプラットフォームを設置する場所によっては長めの鉗子が必要となる。

副腎摘除術の場合

　副腎摘除術こそ摘除検体が比較的小さいため，臍にアクセスプラットフォームを置くことで傷を目立たせず，整容性というLESSの利点を最大に生かすことが可能となる（**図1**）。この場合はGelPOINT®miniやSILS™Portが推奨される。

手術のアウトライン

左側副腎
1 麻酔
2 皮膚切開
3 結腸，脾膵の授動
4 腎茎の同定

5 腎静脈上縁から腎上極内側から副腎の間の剥離
6 副腎中心静脈の剥離と切断
7 副腎周囲の剥離から副腎摘出
8 止血と閉創

右側副腎
1 麻酔
2 皮膚切開
3 肝臓の挙上と十二指腸下行脚の授動
4 腎茎の同定

5 下大静脈から腎上極内側，副腎下方の剥離
6 副腎中心静脈の剥離と切断
7 副腎周囲の剥離から副腎摘出
8 止血と閉創

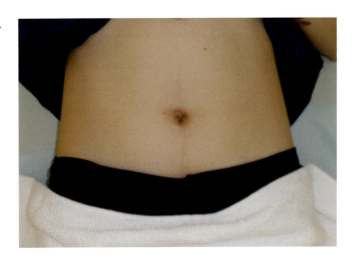

図1 臍にアクセスポート
　　　設置

手術手技

1 麻酔

　全身麻酔下，患者患側を上方にした腎摘位を取る。腎摘位を取るにあたっては患者腹側を可能な限りベッド側方に寄せること，特に臍をベッド縁のラインに合わせるほどに体位を取ることがコツである（**図2**）。臍にアクセスプラットフォームを置き，そこからflexible scope を挿入した場合，flexible scope がベッドにぶつからないように操作できることが flexible scope の可動性を制限されないための工夫である。

2 皮膚切開

　臍を縦切開する（**図3**）。アクセスプラットフォームの大きさに合わせた切開線になる。臍の切開の仕方にはさまざまな切開方法が報告されているが統一された見解はない。いずれにしてもプラットフォームが置ける必要最小限の創で設置することが望ましい。

Advanced Technique

　2.5〜3cm程度の小さな創で設置したアクセスポートから通常の腹腔鏡鉗子のみで行うパラレル法では鉗子同士の干渉が生じ，切開や剥離したい部分に自由にアプローチできない動作制限が生じる。パラレル法で硬性鉗子が2本挿入されれば，たとえ flexible scope で視野を得ていたとしても必ず鉗子同士が干渉しあい（sword fighting），手術進行の大きな妨げとなり，結局は片手操作になることが多い。結果として創の延長と手術時間延長を余儀なくされる。これを防ぐためには，少なくとも1本は先端が屈曲する鉗子を用いて，腹腔内で鉗子同士を交差させることで鉗子同士の干渉を避けることが可能となる。右手で持つ鉗子は画面の左から，左手で持つ鉗子は画面の右から出てくるので左右の手の動きが画面では逆に写る（**図4**）。この cross-over technique を習得することで単孔式腹腔鏡下副腎摘除術（laparoendoscopic single-site adrenalectomy；LESS-A）の手術時間は飛躍的に短縮する[2]。LESS 導入にあたって本手技を習熟することが望ましい。

図2 腎摘位

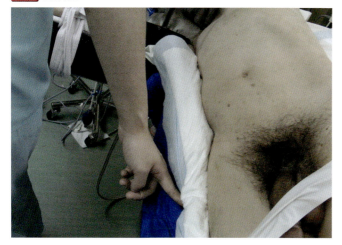

図3 臍の縦切開

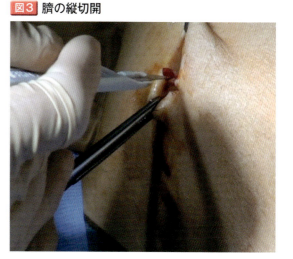

図4 cross-over technique

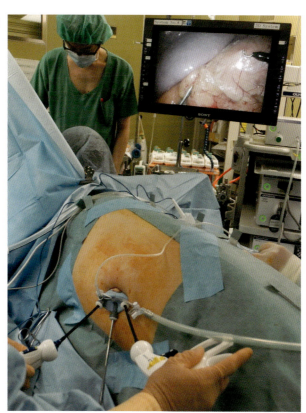

3 結腸，脾膵の授動（左副腎の場合）

　臍からアプローチした場合，結腸を脾結腸曲から下行結腸までを授動する必要がある。この際，筋膜を切開する際には臍に設置したアクセスポートから真っ直ぐの鉗子では下行結腸を乗り越えての剥離操作がきわめて難しく，筆者らは先端屈曲の電気メス（SILS hook™）を使用している（図5）。これにより結腸の授動が格段に容易となる。

3 肝臓の挙上と十二指腸下行脚の授動（右副腎の場合）

　右副腎同定には肝臓の挙上は必須であり，2mmポートを右側腹部から挿入し，miniport鉗子などでセクレア™などの医療用スポンジ越しに肝臓を挙上することが望ましい（図6）。

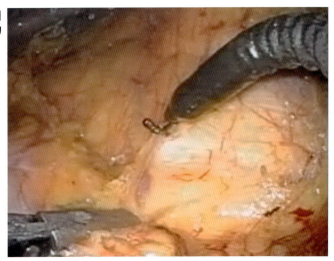

図5 屈曲電気メスを使用
した結腸，脾膵の授動

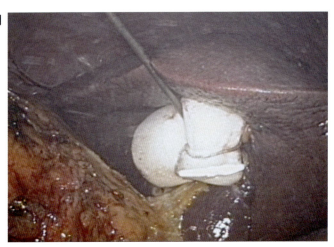

図6 医療用スポンジを使用
した肝臓の挙上

4 腎茎の同定

　副腎ならびに副腎血管は腎動脈，腎静脈近傍に位置するので，これら腎茎血管の位置を確認しておくとよい。腎動脈はその拍動を注意深く観察することで視認できる。腎動脈からの分枝を切断しないように留意することが重要である。

5 腎静脈上縁から腎上極内側から副腎の間の剥離（左副腎の場合）

　左副腎では腎静脈をランドマークに腎静脈上縁を中枢側と末梢側に剥離を進める。これによって副腎中心静脈を同定できる。腎静脈に流入する細い血管や腎動脈からの分枝で回旋してくる血管を損傷しないよう留意する。

5 下大静脈から腎上極内側，副腎下方の剥離（右副腎の場合）

　下大静脈と腎上極内側の間隙を剥離することにより，腎動脈や副腎が同定可能である。腎動脈を損傷しないよう留意しつつ副腎下極から牽引し下大静脈から剥離を進める。また肝下面で視野が妨げられやすく肝下面を挙上すべく効果的にリトラクターを使用することが望ましい。こうした剥離を進めることで右副腎中心静脈が見えてくる。

6 副腎中心静脈の剝離と切断

　副腎を同定し，周辺臓器の腎，肝胆膵や腎茎と剝離していくと副腎中心静脈を同定できる。十分に剝離した後，血管シーリング後に副腎中心静脈を切断する。

7 副腎周囲の剝離から副腎摘出

　副腎が遊離されたら，収納袋にて副腎を確保し体腔外へ摘出する。

8 止血と閉創

　ドレナージチューブを挿入しないこともあるので，十分な止血が必要である。また，小さな創からの筋膜閉創は意外にも難しいが，臍ヘルニア防止の観点から入念に行うべきである。

根治的腎摘除術の場合

　摘除検体が比較的大きくなり，摘除検体を体腔外へ摘出する際に皮膚切開は6cm以上必要となる。従って，GelPOINT® advancedなどの比較的大きなアクセスポートを挿入することが可能であり，結果として鉗子同士の干渉が少なくなり，副腎摘除術で述べたようなcross-over techniqueは必要なく従来どおりの方法で手術施行が可能である。とはいえ術中困難と思えば，追加ポートを加えることで難易度を低減することができる。副腎摘除術との相違は，腎茎と尿管の切断と腎周囲の剝離であり，この点については，通常の腹腔鏡下根治的腎摘除術に準ずる。なお，腎動脈が腎静脈より上方に位置する症例は難易度が高く，手術時間が長くなる傾向があり注意が必要である[3]。

文献

1) Fukumoto K, Miyajima A, et al: The learning curve of laparoendoscopic single-site adrenalectomy: an analysis of over 100 cases. Surg Endosc 2017; 31: 170-77.
2) Ishida M, Miyajima A, et al: Technical difficulties of transumbilical laparoendoscopic single-site adrenalectomy: comparison with conventional laparoscopic adrenalectomy. World J Urol 2013; 31:199-203.
3) Matsumoto K, Miyajima A, et al: Factors influencing the operating time for single-port laparoscopic radical nephrectomy: focus on the anatomy and distribution of the renal artery and vein. Jpn J Clin Oncol 2017 [Epub ahead of reprint].

腹腔鏡下腎嚢胞切除術

日本大学医学部泌尿器科学系泌尿器科学分野准教授　**持田淳一**
日本大学医学部泌尿器科学系泌尿器科学分野主任教授　**髙橋　悟**

適応

　疼痛や尿路感染症，血尿，高血圧，腹部腫瘤，尿路閉塞に伴う水腎症などを伴う症候性腎嚢胞（画像診断ではBosniak分類のⅠ/Ⅱ型まで）は外科的治療の対象[1]となり，一般的には経皮的嚢胞穿刺術（単独または硬化療法の併用）が第1選択となる。

　腹腔鏡下手術の適応は，①経皮的穿刺術または硬化療法後の再発例，②尿瘻形成のリスクがある症候性傍腎盂嚢胞，③経皮的穿刺が困難な位置にある腎腹側嚢胞，④症候性巨大腎嚢胞が適応となる。

アプローチの選択：著者らは通常，嚢胞内溶液の腹腔内漏出が回避でき，術後の尿瘻などの合併症管理の点でもメリットのある経後腹膜アプローチを選択している。腹側の傍腎盂嚢胞などでは，経腹アプローチを選択する場合もある。

術前検査，術前準備

　基本的には腎・副腎に対する腹腔鏡手術に準ずる術前準備と手術器具を用いる。

当手術での特殊器具：腹腔鏡用超音波プローブ・18〜20cm長の穿刺針

手術のアウトライン

1 麻酔
2 尿管カテーテルの留置
3 体位変換
4 ポートの設置・後腹膜腔の展開
5 腎嚢胞の露出
6 嚢胞壁切除
7 ドレーン留置・手術終了

手術手技

1 麻酔

　麻酔は全身麻酔とする。硬膜外麻酔を併用しない場合は閉創時に創部へ局所浸潤麻酔を追加している。

2 尿管カテーテルの留置

　尿路と嚢胞が近接している場合は尿路と嚢胞との交通の有無を確認するため，砕石位で

open end catheter（6 Fr）は腎盂尿管移行部を越えたところまで挿入する。

3 体位変換

　患側を上にした腎体位をとり，臍部を中心に腰部を屈曲させ，肋骨弓と腸骨稜間のスペースを作成する。

4 ポートの設置・後腹膜腔の展開

　カメラポート位置は中腋窩線上とし，約2.5cmの切開を加えS字リトラクターで筋層を分け後腹膜腔に入る。後腹膜拡張用バルーンで後腹膜腔を展開する。術者用ポートはカメラポートから十分な距離（5〜6cm）が取れる前腋窩線上（10/12mmポート）と後腋窩線上（5mmポート）に作成する。腸腰筋をメルクマールに外側円錐筋膜を腎上極から下方まで切開し，十分なワーキングスペースを確保する。嚢胞の位置関係により腹膜の支持，腎の挙上のため適宜助手用5mmポートを追加する。

Advanced Technique

巨大な嚢胞の場合（ 図1a ），術野を確保するために麻酔後に経皮的嚢胞穿刺を行い，嚢胞内溶液を適度に縮小させることで後腹膜腔の視野を確保する（ 図1b ）。

5 腎嚢胞の露出

　腎後面に存在する嚢胞は直視下に位置し，腎全体を剥離する必要はなく，嚢胞壁周囲の腎被膜が露出される程度でよい。腎前面に存在する嚢胞の場合には，腹膜との剥離が必要になる。腎嚢胞壁は通常うすい青紫色の外観を呈している。腹腔鏡用超音波プローブは，癒着の強い症例や腎実質内の嚢胞の同定に有用である。

　嚢胞壁背側の剥離時に視野が取れず困難な場合がある。体表やポートから穿刺針で嚢胞内溶液を適度に吸引しておくと（ 図2a ），嚢胞内溶液の漏出を少なくでき，嚢胞を破裂させることなく周囲の剥離面を容易につくることができる（ 図2b ）。この際，吸引した嚢胞内容液の一部を細胞診検査に提出する。

図1 巨大腎嚢胞の症例
ⓐ巨大腎嚢胞。
ⓑ嚢胞縮小後。巨大な嚢胞でも，後腹膜腔展開時に嚢胞を縮小させていると十分な視野が確保される。

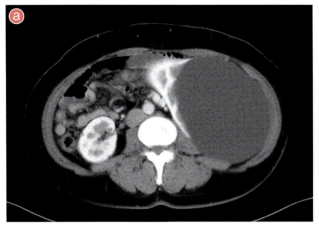
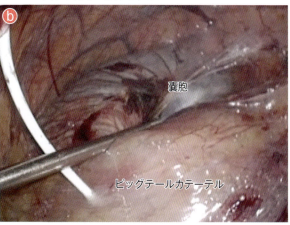

囊胞

ピッグテールカテーテル

図2 腎嚢胞内溶液吸引
ⓐ腎嚢胞内溶液穿刺時。嚢胞壁は薄い青紫色を呈している。
ⓑ嚢胞内溶液の穿刺吸引後。腹膜との剥離面が容易に認識できる。

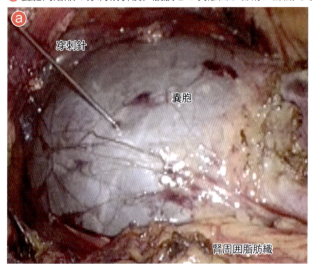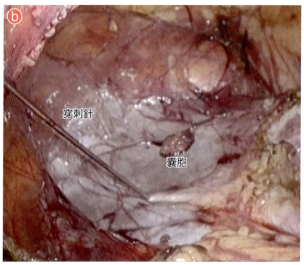

Advanced Technique

傍腎盂嚢胞は腎門部付近の剥離操作が必要になるため，腹腔鏡初心者には難易度が高い。嚢胞壁表面の露出とともに腎門部の解剖学的な位置関係を理解し，血管損傷や尿路損傷に対する注意が必要である。

6 嚢胞壁切除

嚢胞壁はモノポーラ剪刀で切開し，吸引管で内溶液を吸い出す。嚢胞壁の切除ラインは，腎実質との境界を確認しながら剪刀またはシーリングデバイスを用いて可及的に切除する（**図3**）。モノポーラ凝固モードで切除断端を止血する。尿管カテーテルからインジゴカルミン入り生理食塩水を滴下し，尿路の開放を認めた場合には3-0吸収糸で開放部位を縫合閉鎖しておく。切除した嚢胞壁は組織学的検索を行う。

残存嚢胞壁を観察し腫瘍性病変が認められる場合には，生検を施行し迅速病理検査にて悪性腫瘍の有無を確認する。

DO NOT

腎実質側に残存する嚢胞壁の焼灼により尿瘻をきたすことがあるため，開窓術では焼灼を行わない。特に傍腎盂嚢胞壁は尿路損傷リスクが高いので推奨できない。

7 ドレーン留置・手術終了

後腹膜アプローチの場合は，再発防止策として残存嚢胞底の露出部位を腎周囲脂肪織で覆い吸収糸で固定している[2]（**図4**）。気腹圧を8mmHg以上で維持している場合は，6〜8mmHgまで下げて剥離面の出血の有無を確認し適宜止血操作を行い，背側ポートからドレーンを引き入れ腎周囲にドレーンを置く。10/12mmポート除去部の筋膜縫合を行い閉創する。

図3 嚢胞壁切除

外側突出し発育した部位の
嚢胞壁を腎実質との境界ラ
インで切除する。

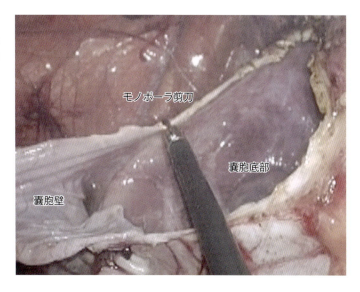

モノポーラ剪刀

嚢胞底部

嚢胞壁

図4 残存嚢胞壁面の固定

ⓐ嚢胞壁切除後。
ⓑ残存嚢胞壁面を腎周囲脂肪織で覆う。

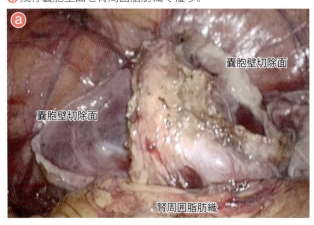

ⓐ

嚢胞壁切除面

嚢胞壁切除面

腎周囲脂肪織

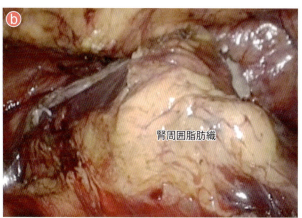

ⓑ

腎周囲脂肪織

術後管理

　術直後に胸・腹部X線撮影を行い無気肺の有無，体内ガーゼの残存の有無，ドレーンの
位置確認をする。術後1日目より離床・飲水・食事を開始。ドレーン量が少なければ早期
抜去し退院可能である。術後3日を過ぎてもドレーン量が減少しない場合には，排液の性
状を確認し，尿であれば尿瘻を疑い，尿管ステント留置などの対応を検討する。

文献

1）Agarwal MM, Hemal AK: Surgical management of renal cystic disease. Curr Urol Rep 2011; 12:
　　3-10.
2）Porpiglia F, Fiori C, et al: Retroperitoneal decortication of simple renal cysts vs decortication with
　　wadding using perirenal fat tissue: results of a prospective randomized trial. BJU Int 2009; 103:
　　1532-6.

腎下垂に対する腹腔鏡下腎固定術

徳島大学大学院医歯薬学研究部泌尿器科学分野教授　**金山博臣**

　立位になると腎が下垂し腰背部痛や血尿が出現することがある。症状が強く日常生活に支障をきたすような場合は手術適応があり，手術は侵襲の低い腹腔鏡手術が勧められる。

病態・症状

　腎は呼吸や体位により移動し，特に痩せ型の女性では胃など他の内臓臓器と同様に下垂しやすい。臥位に比べて立位で1.5椎体または5cm以上腎が下垂する状態を腎下垂または遊走腎と称し，通常症状はないが，腎動静脈が牽引・圧迫されて腎静脈圧が上昇したり，腎盂尿管移行部が屈曲・圧迫されて腎盂圧が上昇すると症状を呈することがある。
　症状としては，患側の腰背部痛や側腹部痛，不快感，悪心，肉眼的血尿などがある。腰背部痛などの症状は長時間の立位により症状が出現・増悪することが多く，臥位になると軽減・消失する。尿検査で顕微鏡的血尿や蛋白尿を認めることもある。症状は年月の経過とともに増悪する場合がある一方，体重増加により軽減・消失することもある。ベルトやコルセットなどで腹部を圧迫して腎が下垂しないようにすると症状が軽減・消失する。

検査

　腰背部痛や血尿などの症状が腎下垂によるものかどうか判断する必要がある。

● 腹部超音波検査
　尿路結石症の有無，水腎症の有無，膀胱腫瘍の有無など，腎・尿路の異常を確認する。

● 膀胱鏡
　肉眼的血尿がある場合は，膀胱鏡により膀胱内の確認をする。尿管口からの血尿により患側が確認できる。

● 排泄性尿路造影検査
　腎下垂が疑われる場合は排泄性尿路造影で確認する。臥位で撮影した後，立位で撮影し，腎の下垂を確認する。効果判定にも用いる。

● 腹部CT
　結石や水腎症の有無を確認する。水腎症を伴う場合は造影CTにより異常血管の有無，交差血管の有無，通過障害の部位・程度などを確認する。

● レノグラム
　レノグラムにより腎の血流障害・機能障害を確認することができる。臥位に比べ座位（立位）で患側腎の血流障害，排出障害，機能障害を示す場合は手術を考慮する。

手術適応

　1.5椎体または5cm以上の腎下垂があり，腰背部痛や血尿などの症状があり，臥位で症状が軽減・消失する場合は腎下垂による症状と判断できる。症状が強く，日常生活に支障

をきたしている場合，水腎症を伴う場合，肉眼的血尿が持続する場合も手術の適応がある。レノグラムにより腎機能障害が認められる場合，座位により血流障害や通過障害がある場合も手術を検討する。ベルトやコルセットにより症状が軽減・消失する場合は，手術効果が期待できる。一方，症状が軽度で日常生活に支障をきたしていない場合，他の原因が考えられる場合は手術の適応はない。

◉手術成功のポイント：適応・患者選択

　症状が強く日常生活に支障をきたしており，症状が立位で出現し臥位で消失し，ベルトやコルセットで症状が消失する患者は，手術効果が期待できる。

手術のアウトライン

1 麻酔	**5** 腎被膜と筋膜の縫合結紮固定
2 気腹圧	**経腹膜アプローチ**
後腹膜アプローチ	**3** 体位およびトロカーの位置
3 体位およびトロカー挿入部位	**4** 腎の剥離および固定
4 腎周囲の剥離	

手術手技

　腎下垂の手術方法として低侵襲な腹腔鏡下腎固定術が実施される場合が多い。アプローチは後腹膜アプローチと経腹膜アプローチが選択できる。通常は腸管の剥離が不要な後腹膜アプローチを選択するが，腎盂尿管移行部狭窄による水腎症を伴う場合は腹腔鏡下腎盂形成術も併用するため経腹膜アプローチを選択する[1~3]。保険収載はされていないが，ロボット支援手術も可能である。

1 麻酔

　全身麻酔で行う。経腹膜アプローチの場合は，必ず胃管を挿入してもらう。

2 気腹圧

　後腹膜アプローチ，経腹膜アプローチともに，気腹圧は通常8～10mmHgとする。

後腹膜アプローチ

3 体位およびトロカー挿入部位（図1）

　右後腹膜アプローチの体位およびトロカーの位置を示す（図1）。体位は，側臥位でやや背側に倒す（60°程度）。肋骨と腸骨の間のスペースが狭い場合は軽度屈曲する。

　中腋下線上やや腹側，肋骨と腸骨の中間に小切開を加え，外腹斜筋，内腹斜筋，腹横筋を剥離し，腹横筋膜の内側を手指で広げた後，バルーンにより拡張する。内視鏡用トロカー12mmを挿入した後，操作用トロカーを挿入する。背側のトロカーは5mm，腹側の右手用トロカーは針の出し入れのため12mmとする。さらに内側・尾側に助手用トロカー5mmを挿入する。腎摘除術より全体にやや腹側寄りに挿入する。左側では左手用のトロカーが12mmになる。

4 腎周囲の剥離（図2）

flank padの脂肪を除去した後，外側円錐筋膜を頭側・尾側に大きく切開する。その後，腸腰筋の前面と腎周囲脂肪組織の間を剥離する。腎後面に脂肪組織を付けた状態で剥離した後，脂肪組織を切開し，腎の表面を全体に露出する。腎に十分可動性をもたせるように腎表面を広範囲に剥離する。痩せ型の女性の場合，腎周囲の脂肪が少ないため，剥離は容易である。

◉ 手術成功のポイント：腎周囲の剥離

適切な固定のためには腎周囲を十分に剥離することが重要である。腎下垂の症例は痩せ型の女性が多く，腎周囲の脂肪組織は薄く，剥離は通常容易である。

5 腎被膜と筋膜の縫合結紮固定（図3～6）

術前に確認しておいた適切な位置に腎を固定する。腎が内側に落ち込むので，腎を外側・背側に押し付けるようにする。助手に固定してもらうこともできる。適切な位置で腎被膜と腸腰筋筋膜，腰方形筋筋膜を縫合結紮固定する。下極に2～3カ所，外側に3～4カ所，合計5～7カ所固定する。3針固定の報告もある[4]。縫合糸は通常2-0針付き非吸収糸（網糸）

図1 後腹膜的アプローチにおける体位とトロカーの位置（右側）

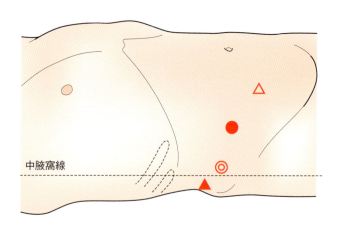

中腋窩線

◎ 12mm 内視鏡用トロカー　　● 12mm 右手用トロカー
▲ 5mm 左手用トロカー　　△ 5mm 助手用トロカー

図2 腎周囲の剥離（右側）

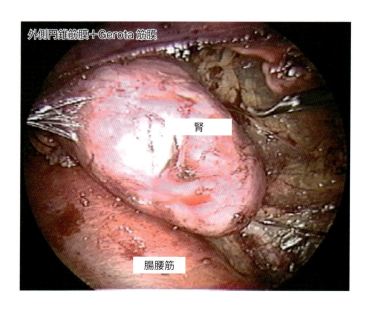

外側円錐筋膜＋Gerota筋膜

腎

腸腰筋

を用いる（例：エチボンドエクセル® 2-0，針は17〜26mm・3/8または1/2）。1針目は比較的大きい針でも可能であるが，腎が固定されると大きい針では筋膜と腎被膜の運針が難しくなる。縫合操作は両手を用いて行い，利き手に関係なく，右手，左手，どちらでも縫合結紮できるようにトレーニングしておく必要がある。縫合時には腎側からかけても，筋膜側からかけてもよいが，腎被膜を損傷しないように針の彎曲に沿って丁寧に運針する。

図3 腸腰筋筋膜と腎被膜の縫合（右側）

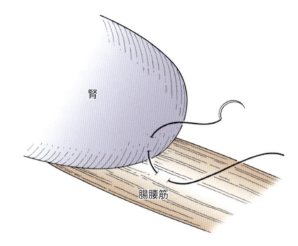

図4 腸腰筋筋膜と腎被膜の縫合結紮固定（右側）

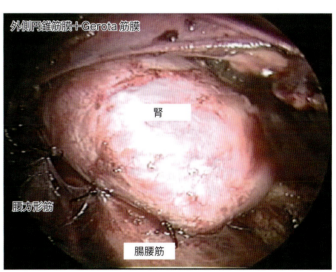

図5 腎固定の縫合結紮固定部位（右側）

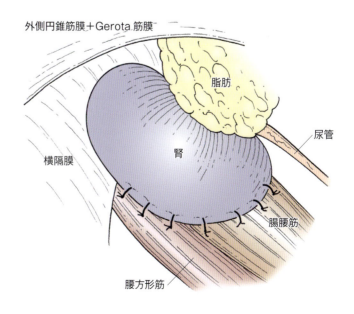

結紮は締める力が強すぎると腎被膜が裂けてしまうので，力加減を調整しやすいスリップノットが有用である。スペースや角度で縫合が難しい場合は，ヘモロック（Hem-o-lok®）を用いて固定することも可能である（図6）。

腎固定が終了したら，ドレーンを留置し，閉創して手術を終了する。出血がない場合ドレーンは必ずしも必要ではない。

●手術成功のポイント：縫合結紮操作の修得

術前準備として，確実な縫合結紮操作を身につけておくことが必須である。利き手だけでなく，非利き手の縫合結紮操作が円滑に行えるまでトレーニングする。

経腹膜アプローチ

腎盂尿管移行部狭窄による水腎症を伴った場合は，先に腎盂形成術を行うため，通常経腹膜アプローチを選択する。腎盂形成術は交差血管の有無にかかわらず，dismembered pyeloplasty（Anderson-Hynes）により行う。

3 体位およびトロカーの位置（図7）

体位は後腹膜アプローチと同様である。腰枕を使用し屈曲はしないか軽度屈曲する。右の場合，肝が邪魔になるようなら5mmの肝圧排用トロカーを追加する。右手は針の出し入れのため12mmのトロカーを挿入する。助手用のトロカーから腎盂形成術の補助操作を行うことも可能である。左側の場合，右手用の尾側のトロカーを12mmとする。

4 腎の剥離および固定（図8）

腎盂尿管移行部狭窄による水腎症に対して腎盂形成術を施行した後に，腎の固定を行う。腎盂形成術では腎周囲の剥離はしないので，腎盂形成術後に腎周囲の脂肪を剥離する。腎盂形成術前に行ってもよい。後腹膜アプローチ同様，腎下極を腸腰筋筋膜に2〜3針固定する。縫合糸は後腹膜同様2-0非吸収糸の編糸を用いる。針の大きさも同様である。腎外

図6 ヘモロックを用いた縫合結紮固定（右側）

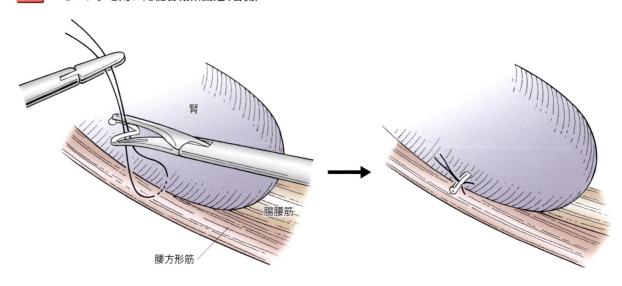

腎

腸腰筋

腰方形筋

側も可能であれば2～3針固定する。経腹膜アプローチでは外側の縫合結紮固定が難しい場合があり，後腹膜同様ヘモロックを用いた固定も可能である。外側の縫合固定が困難な場合は腹膜・Gerota筋膜と腎被膜を固定することも可能である。縫合固定が終了したら，可能であれば腹膜・Gerota筋膜を閉じる。

　腎固定が終了したら，ドレーンを留置し，閉創して手術を終了する。

図7 経腹膜的アプローチにおけるトロカーの位置（右側）

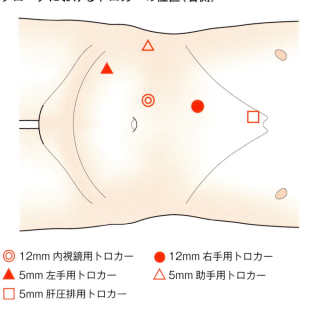

◎ 12mm 内視鏡用トロカー　　● 12mm 右手用トロカー
▲ 5mm 左手用トロカー　　　△ 5mm 助手用トロカー
□ 5mm 肝圧排用トロカー

図8 腎盂形成術後の腎固定（右側）

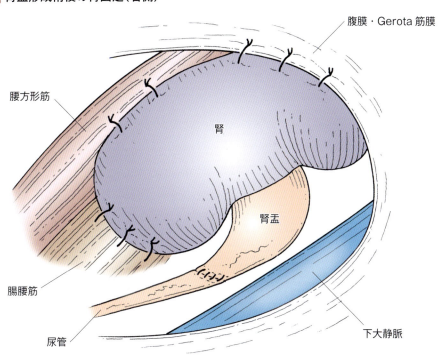

腹膜・Gerota筋膜

腰方形筋

腎

腎盂

腸腰筋

尿管

下大静脈

図9 腎固定術前後排泄性尿路造影

20歳代の女性。症状は右腰背部痛と血尿。術後腎は適切な位置に固定され，症状も消失した。

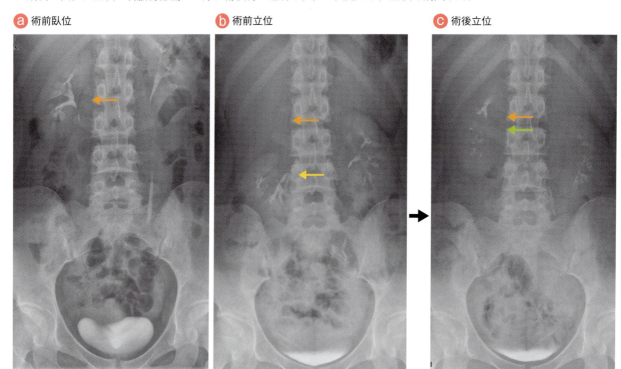

a 術前臥位　　　　　　**b** 術前立位　　　　　　**c** 術後立位

←：術前臥位の腎盂の位置　　　←：術前立位の腎盂の位置　　　←：術後立位の腎盂の位置

術後管理

　術後管理は特別なものはない。ドレーンは出血がない場合は早急に抜去する。安静は特に必要ない。腎盂形成術を行った場合は，その術後管理に準ずる。

　腎固定が適切に行われているかどうか，排泄性尿路造影にて確認する（**図9**）。腎盂形成術後の水腎症の確認も可能である。

文献

1)　荒井陽一: 腎固定術. 村井　勝, 山口　脩, 松田公志(編集), Urologic Surgeryシリーズ　泌尿器科腹腔鏡手術, メジカルビュー社. 2000, 102-5.
2)　El-Moula MG, Izaki H: Laparoscopic nephropexy. J Laparoendosc Adv Surg Tech A 2008; 18: 230-6.
3)　金山博臣, 井崎博文, ほか：腎盂尿管移行部狭窄による水腎症に対する腹腔鏡下手術の経験. Jps Journal Endourology ESWL 2006; Vol 19: 96-102.
4)　Wyler SF, Sulser T, et al: Retroperitoneoscopic nephropexy for symptomatic nephroptosis using a modified three-point fixation technique. Urology 2005; 66: 644-8.
5)　Matsui Y, Matsuta Y, Okubo K, et al: Laparoscopic nephropexy: Treatment outcome and quality of life. Int J Urol 2004; 11:1-6.

III

上部尿路・後腹膜の手術

腎尿管全摘術
（リンパ節郭清術を含む）

神戸市立西神戸医療センター泌尿器科部長　伊藤哲之

適応，禁忌

　上部尿路癌のうち，単発，1cm以下，low grade，画像で浸潤傾向なしの場合は，内視鏡治療で根治できる可能性を検討するが[1]，多くの上部尿路癌は腎尿管全摘の適応となる。上部尿路癌に対するリンパ節郭清の適応と郭清範囲については結論が出ていないが，浸潤癌に対しては積極的に施行している施設も多い[2]。しかし現状において術前に正確なT病期を決定することは難しく，合併症のリスクも高くないので，われわれの施設では全身状態が悪い場合などを除き全例に施行している。腎尿管全摘におけるリンパ節郭清は原則的に後腹膜到達法で腎剥離後に行っているが，大動脈腹側にリンパ節腫大の可能性がある場合など，より広範囲に郭清を目指す場合は経腹膜的到達法にて施行している。

術前検査，術前準備

　造影CTにて腎血管の本数などを確認する。健側腎機能も確認しておく。膀胱内視鏡にて膀胱内に腫瘍のないことを確認する。

手術のアウトライン

1 麻酔
2 ポート留置
3 腎血管処理
4 尿管のクリップ
5 腎周囲剥離
6 リンパ節郭清
　1）後腹膜到達法によるリンパ節郭清
　2）経腹膜到達法によるリンパ節郭清
7 尿管下端の処理
8 閉創

手術手技

1 麻酔

全身麻酔とする。下腹部の皮切が大きめのときは硬膜外麻酔を併用する。

2 ポート留置

「後腹膜到達法による腎摘除術」の項（p.22）を参照。

3 腎血管処理

「後腹膜到達法による腎摘除術」の項（p.22）を参照。

4 尿管のクリップ

膀胱への播種予防に尿管をクリップする。周囲の脂肪ごとでもかまわない。腎盂，上部尿管癌の際は，腫瘍より下部でクリップする。できれば下部尿管癌の場合も中部尿管あたりでクリップしておく。播種を予防するという観点からは尿管のクリップは早期であるほどよいのだが，水腎，水尿管を生じないように，実際には腎動脈処理後，あるいは腎動静脈処理後に施行する（**図1**）。

5 腎周囲剥離

「後腹膜到達法による腎摘除術」の項（p.22）を参照。

6 リンパ節郭清

1）後腹膜到達法によるリンパ節郭清
●右側の場合

腹膜損傷がなくても助手用のポート1本は最低必要で腹側尾側に留置する。術野の展開が悪いときは，内視鏡ポートと術者左手用ポート間の坐骨ぎりぎりに5mmポートを留置するとある程度役に立つことが多い。リンパ節郭清を行うので，下大静脈は腎頭側から総腸骨動脈交差部まで明らかになるように剥離しておく。剥離が終了した右腎を尾側に置いて，右腎静脈より尾側で，下大静脈から分岐する右腰静脈を2本ほどベッセルシーリングで切断する。

Advanced Technique

この際特に気をつけることは，下大静脈の付け根から2mm以上は末梢で処理することである（切り株を残す）（**図2**）。

図1 尿管のクリップ

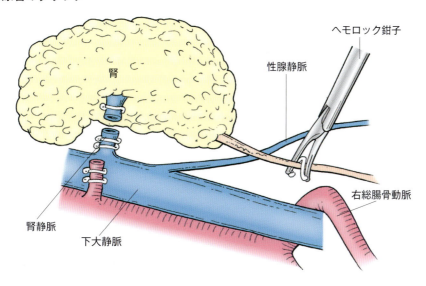

腎

ヘモロック鉗子

性腺静脈

右総腸骨動脈

腎静脈

下大静脈

下大静脈壁そのものをシーリングした場合は，下大静脈の牽引で容易にシーリング部が裂けることがある（ 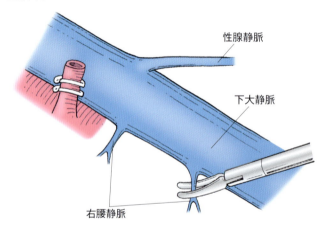図3 ）。クリップで腰静脈を処理することも可能だが，リンパ節郭清にクリップが邪魔になることがあるので注意が必要である。

　下大静脈右側縁が持ち上がると左腰静脈が同定できるようになり，2本ほど処理すると，さらに下大静脈が持ち上がり腹部大動脈壁が現れる。下大静脈の剥離を頭側へ延長すると，下大静脈の左側縁から左腎静脈が背側奥へつながっているのを同定できるので，損傷しないように気をつける（図4 ）。

　次に腹部大動脈周囲を壁そのものが見えるまで剥離して，腹部大動脈前面から背筋までの腹部大動脈周囲組織を郭清する。右腎動脈を腹部大動脈根部でクリップし直したほうが郭清しやすい（図5 ）。

　上部尿路癌の場合は副腎を通常温存しており，副腎下縁が郭清の頭側端となる。腹部大動脈が総腸骨動脈の分岐近くなると下大静脈の腹側へ上がってくることから，側臥位では下大静脈の背面からアプローチするのは限界があり，尾側端は腹部大動脈分岐より数cm頭側になることが多い。

　以前難治性の乳糜瘻を経験したことがあるが，シーリングを多用するようになってからは乳糜があっても軽微である。リンパ節郭清の断端はシーリングできていないところは十分に焼灼しておく。後腹膜到達法でも下大静脈をtapingして持ち上げて腹部大動脈前面まで十分に郭清する術式も散見するが，下大静脈の左側縁の一部が見えにくく損傷したと

図2 右腰静脈の切断

右腰静脈をベッセルシーリングで切断する。本管（下大静脈）の付け根から2mm以上は末梢で処理する（切り株を残す）。

図3 シーリングの注意点：下大静脈壁のシーリング

本管（下大静脈）壁そのものをシーリングした場合，本管（下大静脈）の牽引でシーリング部が容易に裂ける。

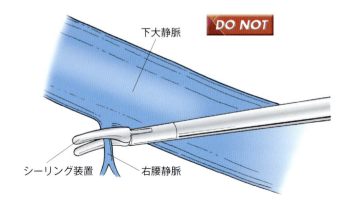

きの対処が困難であり，また腹膜損傷時に術野の展開が極端に難しくなるなどの理由から，より確実に広範な郭清をする場合は当院では経腹膜到達法で施行している。

●左側の場合

郭清のことを考えて，腎動静脈処理の前に左腎静脈から分岐する腰静脈をシーリングで処理する。この際特に気をつけることは，Advanced Technique で述べたように，本管の付け根から2mm以上は末梢で処理することである（切り株を残す）（図2, 3）。腰静脈が太くて処理がしにくい際は，末梢を剥離すると数本に分岐しているので，それぞれシーリングで処理すればよい（図6）。

この操作により腹部大動脈が腎動脈から左総腸骨動脈まで同定できるようになる。左腎動脈も腹部大動脈根部でクリップして切断しておく。剥離が終了した左腎を尾側において，腹部大動脈前面の組織を腹部大動脈の壁が出てくるまで剥離して，腹部大動脈前面から背筋までの腹部大動脈周囲組織を郭清する。腰動脈は温存して腹部大動脈背面は通常は郭清していない。腹部大動脈前面の組織を左総腸骨動脈までシーリングで郭清していくことは容易である。側臥位では腹部大動脈と下大静脈が近く，大動静脈間の郭清は範囲の判断が難しい。性腺動脈は郭清の際に気づかずにシーリング処理していることが多い。下腸間膜動脈は腹部大動脈分岐の数cm頭側で腹側奥に向かっているのだが，郭清の際に損傷しやすく最も注意すべきポイントである（図7）。

郭清の頭側端は副腎下縁で，尾側端は総腸骨動脈まで可能である。

図4 左腎静脈の同定
下大静脈の左側縁から左腎静脈が背側奥へつながっているのを同定できる。

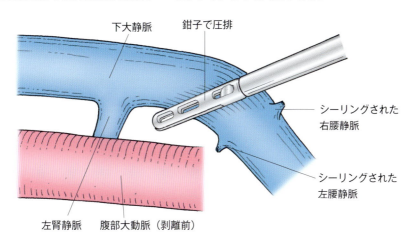

図5 腹部大動脈周囲組織の郭清
右腎動脈を腹部大動脈根部でクリップし直し，腹部大動脈前面から背筋までの腹部大動脈周囲組織を郭清する。

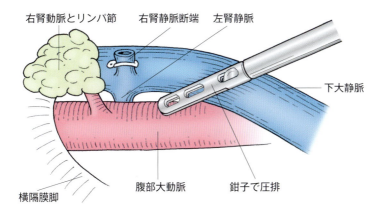

図6 腰静脈の処理
左腎静脈から分岐する腰静脈をベッセルシーリングで処理する。腰静脈が太くて処理がしにくい
際は，末梢を剥離すると数本に分岐している。

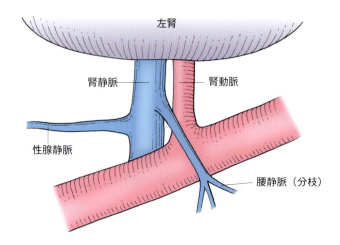

図7 下腸間膜動脈の同定

下腸間膜動脈は腹部大動脈分岐の数cm頭側で腹側奥に向かっている。

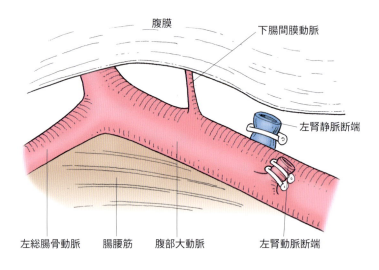

6 リンパ節郭清

2）経腹膜到達法によるリンパ節郭清

　大動脈腹側にリンパ節腫大の可能性がある場合など，より確実に広範囲に郭清を目指す
場合は経腹膜的到達法にて施行している。

●右側の場合

　背側からも後腹膜到達法のようにリンパ節郭清を行うために，ポート位置を工夫してい
る[3]。術者が背側からリンパ節郭清を行うときは，術者が使用するポートも変更となる
（**図8**）。最近では患者の背面と前面の両方にモニターが配置されていること多いので，
フットスイッチの場所の変更だけで，患者の腹側と背側両方からの操作が可能である。

　大動脈の左側縁まで同定できるように，十二指腸の脱転を十二分に行う。右腎の剥離終
了後に腎を尾側において，リンパ節郭清を開始する。まず下大静脈から分岐する腹部大動
脈前面を走る左腎静脈を確認する（**図9**）。

　その少し尾側で大動脈前面の壁そのものが見えるまで腹部大動脈周囲組織を剥離して，
壁の層で腹部大動脈前面をシーリングで尾側に数cm切離していく。次に下大静脈を持ち上
げると左腰静脈が見えてくるので数本シーリングで処理する。右腰静脈はこの時点で処理
するか，後に背側からアプローチして処理する。下大静脈を原則的にtapingして（**図10**），

図8 経腹膜到達法：右側の場合のポート配置

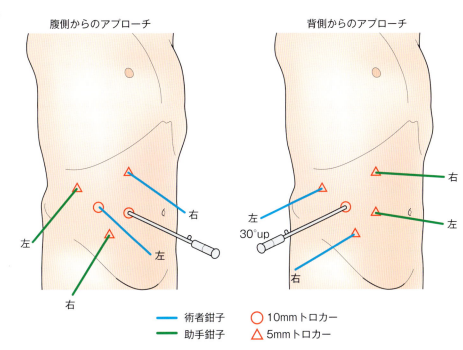

腹側からのアプローチ

背側からのアプローチ

右

左

左

右

左

右

左
30°up

右

── 術者鉗子　　○ 10mmトロカー
── 助手鉗子　　△ 5mmトロカー

図9 経腹膜到達法：左腎静脈の確認

十二指腸の脱転を十二分に行うと腹部大動脈前面を走る左腎静脈が確認できる。

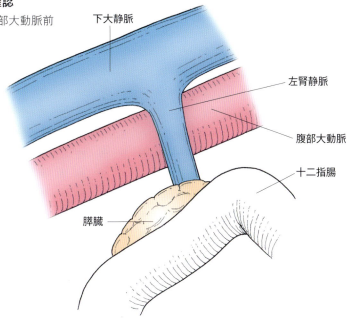

下大静脈

左腎静脈

腹部大動脈

十二指腸

膵臓

図10 下大静脈 の taping

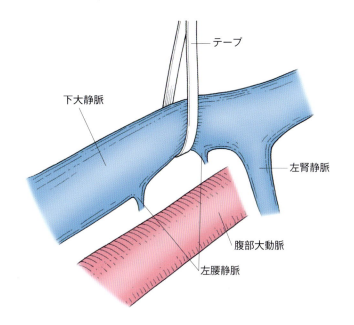

テープ

下大静脈

左腎静脈

腹部大動脈

左腰静脈

腹側に牽引，左腎静脈より少し尾側のレベルで右腎動脈の根部があり剥離する。

　下大静脈の背面組織は前縦靱帯の層で剥離し，腹部大動脈前面の組織と一緒に下大静脈の裏に押し込んでおく。ここで術者とスコピストが患者の背側に，助手は腹側に移動する。scopeを30°upにして下大静脈頭側が10時あたりになるようにモニター上の天地を決めると，後腹膜到達法によるリンパ節郭清術とほぼ同じ視野となる（**図11**）。

　右腰静脈が残っているときは，処理すると下大静脈がさらにフリーになる。下大静脈の裏に押し込んでいた組織を取り出す（**図12**）。

　助手の右手鉗子が鏡面となり利用しづらい場合は，ラチェットのかかる鉗子で肝臓の右奥の組織を把持して肝臓が垂れてこないようにすることで十分術野を保つことができる。その後は後腹膜到達法によるリンパ節郭清術と同様である。右腎動脈を腹部大動脈根部でクリップし直したほうが郭清しやすい（**図13**）。

　郭清終了後に術者とスコピストは患者の腹側に戻って止血確認をする。背側からの剥離

図11 経腹膜到達法：背側からのアプローチ（1）
scopeを30°upにして下大静脈頭側が10時あたりになるようにモニター上の天地を決めると，後腹膜到達法によるリンパ節郭清術とほぼ同じ視野となる。

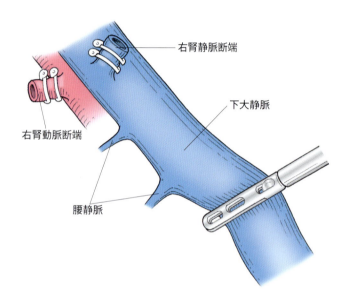

図12 経腹膜到達法：背側からのアプローチ（2）
下大静脈の裏に押し込んでいた腹部大動脈前面の組織を取り出す。

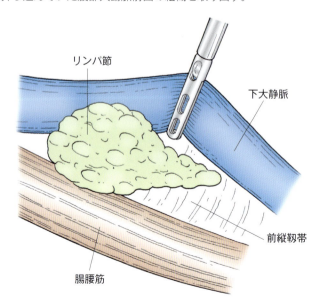

をもう1回追加したほうが剥離しやすいことがある。

左側の場合

　右側に比べると容易である。通常，左腎周囲剥離終了後にリンパ節郭清を行う。ただし，傍大動脈リンパ節が腫大して左腎と癒着があるようであれば，左腎と傍大動脈リンパ節を一塊として摘除することが望ましい。その際はまず左総腸骨動脈をみつけて大動脈壁の層で剥離を頭側に延長，左腎動脈を大動脈分岐部近くで処理して，左腎静脈は腹部大動脈直上あたりで切断する（**図14**）。

　剥離した左腎臓を，邪魔にならないように腹側に置いてリンパ節郭清を追加する。下腸間膜動脈だけ損傷しないように気をつけて，腹部大動脈と左総腸骨動脈の前面から左側にかけての組織をシーリングで処理して郭清する。

図13 経腹膜到達法：背側からのアプローチ（3）
右腎動脈を腹部大動脈根部でクリップし直したほうが郭清しやすい。

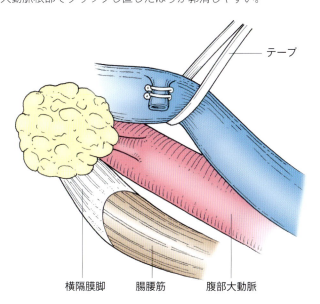

横隔膜脚　　腸腰筋　　腹部大動脈

テープ

図14 左腎と傍大動脈リンパ節の一塊摘除

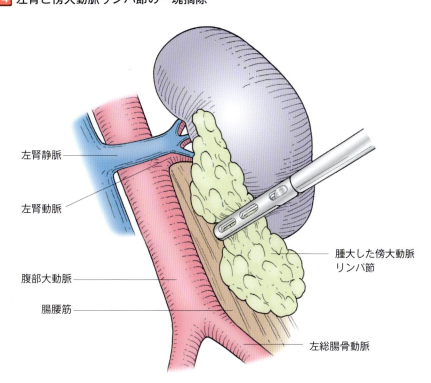

左腎静脈

左腎動脈

腹部大動脈

腸腰筋

腫大した傍大動脈
リンパ節

左総腸骨動脈

7 尿管下端の処理

　腹腔鏡（後腹膜到達法）にて，尿管尾側は総腸骨動脈を越えるところまで剥離しておく。多くの施設において，仰臥位に体位変換後に下腹部小切開で尿管下端の処理を行っている。下腹部正中に過去の手術の癒着がなければ，傍腹直筋切開より正中切開のほうが膀胱や腹膜の腹側への圧排がしやすく術野の展開が容易である。腹腔鏡で尿管下端まで処理する方法や，側臥位のまま傍腹直筋切開にて行っている報告もある。下部尿管癌で骨盤内リンパ節郭清をする場合は，仰臥位に体位変換することが必須である。開腹手技であり詳細は他巻に譲るが，多くは尿管口cuff切除を行い，3-0と2-0吸収糸で2層に膀胱を閉鎖する。

8 閉創

術後管理

　術直後の胸部X線にて，患側の気胸と対側の無気肺がないことを確認しておく。翌日には歩行，食事を開始する。大量の乳糜排液でなければドレーンは数日で抜去する。乳糜排液が続くときは，低脂肪食に変更，大量の場合はサンドスタチン®の使用を検討する。

文献

1) EAU Guidelines on Urothelial Carcinomas of the Upper Urinary Tract 2016.
2) Kondo T, Hara I, et al: Template-based lymphadenectomy reduces the risk of regional lymph node recurrence among patients with upper/middle ureteral cancer. Int J Clin Oncol 2017; 22: 145-52.
3) 伊藤哲之: 腎癌手術のコツ. 腹腔鏡下根治的腎摘除術. 臨床泌尿器科 2016; 70: 328-32.

後腹膜リンパ節郭清術
（化学療法後の残存腫瘍に対する）

大阪府済生会吹田病院泌尿器科科長　**中村晃和**

　進行性精巣腫瘍の治療は，化学療法およびそれに引き続き行われる残存腫瘍切除の系統的な施行により予後不良群においても約80%で治癒が見込める[1]。進行性非セミノーマの化学療法後の残存後腹膜リンパ節には，約40%に成熟奇形腫を，約10%にviable cancerを認めるとされており，再発の原因となる。組織型の確認と奇形腫の完全切除を目的に残存腫瘍切除が求められる[2, 3]。通常，両側full templateの開腹手術で行うことが原則であるが，full templateでの化学療法後の後腹膜リンパ節郭清術（post-chemotherapy retroperitoneal lymphnode dissection；PC-RPLND）は，剣状突起から恥骨上数cm上方までの全腹部正中切開で，腸管の脱転や長時間手術になることも多く患者への侵襲が大きくなること，また射精神経の温存を意図して行わない限り術後射精障害が必発となることから，より低侵襲のmodified templateによる手術が開発され，腹腔鏡下に行われるようになってきた[4〜7]。

　本稿では，経腹膜アプローチが多く行われていると考えられるが，より低侵襲と考えられる経後腹膜アプローチによる腹腔鏡下後腹膜リンパ節郭清術（post-chemotherapy laparoscopic retroperitoneal lymphnode dissection；PC-LRPLND）について述べる。

適応，禁忌

　PC-RPLNDの適応は，腫瘍マーカーがすべて正常化しているが画像上残存腫瘍を認めることであり，両側full templateの開腹手術で行うことが原則である。Modified templateによるPC-LRPLNDでは，化学療法前の腫瘍が，片側のいわゆる"primary landing zone"に限局しており，腫瘍径が5cm未満のものに限ることが望まれる。大きな腫瘍や両側にまたがるものでは開腹のfull templateで行うことが原則であるが，experienced centerでの両側のPC-LRPLNDは考慮される。

　腫瘍マーカーが正常化していない状況での手術は，ごく一部の例外を除き施行してはいけない。

DO NOT

リンパ節郭清とは

さまざまな疾患の治療において，リンパ節郭清の治療的な重要性が増している。その点においても「そもそもリンパ節郭清とはなにか」を念頭に置いた手術を行う必要がある。

腫瘍切除とは異なり，正常・異常を問わず血管・神経周囲の脂肪組織を，規定されている範囲（RPLNDの場合は，腎門部〜内外腸骨分岐部，外側は左右の尿管）をすべて切除し，血管・神経を露出することである。従って，残存腫瘍のみを切除するといったいわゆるlumpectomyは行ってはならない。

図1 トロカー留置部位

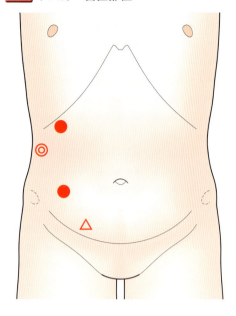

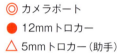

◎ カメラポート
● 12mmトロカー
△ 5mmトロカー（助手）

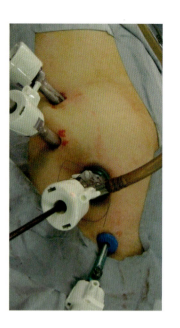

術前検査，術前準備

　腎摘除術などのmajorな腹腔鏡下手術と同様の術前検査，準備を行う。なんら特殊なものはない。ただし，手術の2週間以内に腫瘍マーカー（AFP，HCG，HCG-β，LDH）の上昇がないことを確認しておく。また，growing teratomaの可能性もあるため，CTなどで直前の状況を確認しておく必要がある。

手術のアウトライン

1 体位・麻酔

右側 template

2 第1ポートの挿入と後腹膜腔の展開

3 トロカー留置

4 外側円錐筋膜の切開とflank padの除去

5 傍大静脈領域の剥離

6 動静脈間領域の剥離

7 精巣静脈の切除

8 ドレーンの留置，閉創

左側 template

2 ポート挿入と後腹膜腔の展開

3 左交感神経幹の同定

4 腹部大動脈周囲の剥離

手術手技

1 体位・麻酔

　全身麻酔（±硬膜外麻酔）下に仰臥位で行う。術中手術台を左右にローテーションする場合もあるため，体側板などを用いて術野の邪魔にならない位置で体を固定しておく。

右側 template

2 第1ポートの挿入と後腹膜腔の展開

　第1ポート（12mm）は，いわゆるMcBurney's pointに置く。第1ポート挿入部位から傍腹直筋切開の要領で後腹膜腔に到達し示指にて腹膜を正中側に剥離し，PDB™バルーン挿入のためのスペースを確保する。PDB™バルーンを挿入し，頭側，正中側，尾側，背側の4方向を十分に剥離する。その際カメラをPDBより挿入し，腹膜が剥離されていく様子を観察することもある。また，PDB™バルーンkidney型を用いることで効率よく後腹膜空の展開ができる（図1）。

3 トロカー留置

　第2ポート（12mm）は，臍の高さで中腋窩線上に置き，これをカメラポートとして用いる。第3ポート（5mm，クリップを使用する場合は12mm）は，肋骨弓直下の前腋窩線上に置く。第4ポート（5mm）は，高位精巣摘除術の創部の直上に置き，腸管などを圧排するための補助ポートとして用いる（図1）。

　Modified templateでの手術の場合は，対側の神経が温存される前提で，神経温存を意識せず行うこともできるが，上下腹神経叢を損傷してしまう危険性もあるため，可能な限り神経を意識した手術を行う。

4 外側円錐筋膜の切開とflank padの除去

　後腹膜腔の展開は，後腹膜アプローチの腎摘除術のそれと同様である。Flank padをある程度除去した後に外側円錐筋膜を切開し，腸腰筋前面に至る。剥離を進め，右側であれば尿管精巣静脈を確認した後，下大静脈（inferior vena cava：IVC）の側方に到達する。続いてIVC側方から前面への剥離を行うが，この際第4ポートから挿入した細径のスネークリトラクターで腹膜（腸管）を腹側に挙上し，剥離を進める。IVC周囲の脂肪組織は可能な限りIVC側に付けて剥離する（図2）。

5 傍大静脈領域の剥離

　腎静脈の起始部から右総腸骨静脈までの展開を行う。IVC側面を上下に剥離し，IVC表面を露出していく。頭側は右腎静脈の起始部を確認するまで剥離し，同時に腎動脈を確認する。尾側はIVCに乗り上げてくる右総腸骨動脈の内外分岐部までを剥離する。IVC後面の腰静脈は，適宜シーリングデバイスやクリップを用いて止血，切断していく。腎門部付近の剥離の際は，スネークリトラクターで腎自体を頭側・やや背側に押し上げるようにして術野を確保する（図3）。

Advanced Technique

　IVC右側には神経は存在しないが，IVC後面に交感神経幹が存在する。側方の脂肪組織を引き出してくる際に後面の組織と連続しているため，IVC後面の交感神経幹の存在を意識し，これを損傷しないように心がける。交感神経幹が同定されたら損傷しないように剥離し，神経節から分岐する腰内臓神経を確認する（図4）。

図2 外側円錐筋膜の切開と flank pad の除去

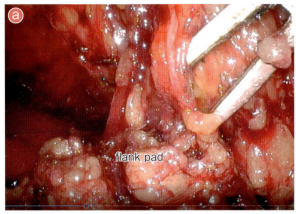

flank pad

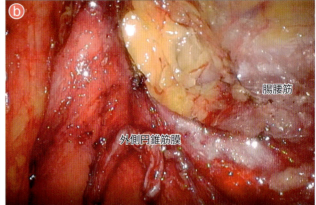

腸腰筋

外側円錐筋膜

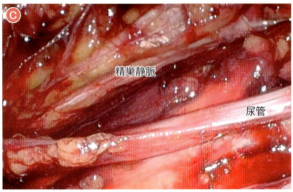

精巣静脈

尿管

図3 傍大静脈領域の剥離

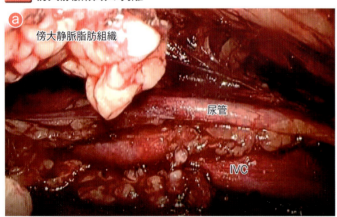

傍大静脈脂肪組織

尿管

IVC

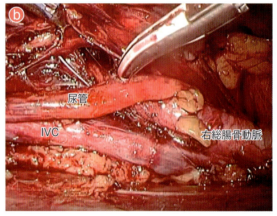

尿管

IVC

右総腸骨動脈

図4 交感神経幹の同定と腰内臓神経の確認

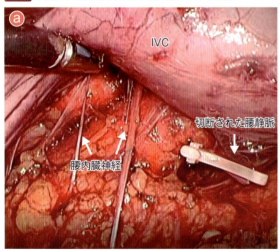

IVC

切断された腰静脈

腰内臓神経

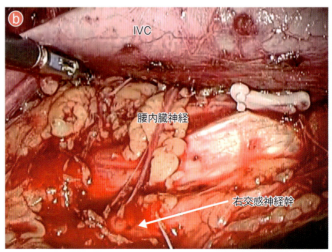

IVC

腰内臓神経

右交感神経幹

6 動静脈間領域の剥離

　傍大静脈領域の郭清に引き続き，IVC前面および大動静脈間の郭清に移る。神経温存しない場合は，大動脈の右側面を確認しIVC前面および動静脈間の脂肪組織を，頭側は左腎静脈および右腎動脈，尾側は右総腸骨動脈までIVCから剥離する（ 図5 ）。

Advanced Technique

　神経温存を行う場合は，IVC後面で確認した腰内臓神経を末梢側に追っていき，動静脈間のtemplateの中から神経線維を分けていく。神経周囲の剥離の際は，熱損傷を避けるため，剪刀を用いてできるだけcold cutしていく（ 図6 ）。

7 精巣静脈の切除

　郭清終了後，精巣静脈を剥離し，高位精巣摘除の際切断した断端まで剥離し切除する。高位精巣摘除の際の結紮糸が目印となる。右手を第4ポートから挿入すると，下方の剥離操作が行いやすい場合がある（ 図7 ）。

図5 動静脈間領域の剥離

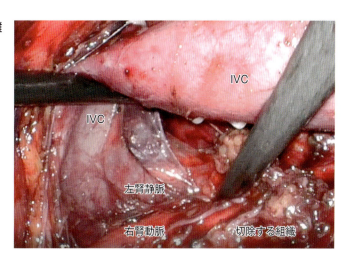

図6 腰内臓神経の温存

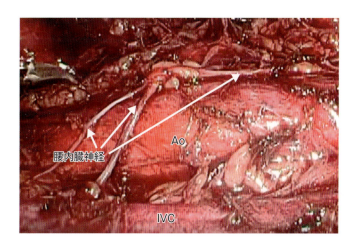

図7 精巣静脈の切除

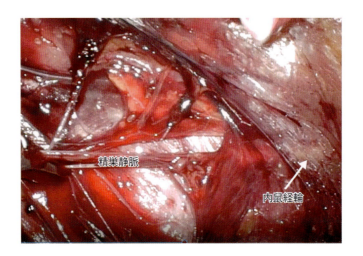

精巣静脈

内鼠経輪

8 ドレーンの留置，閉創

ドレーンを留置し閉創する。

左側 template

2 ポート挿入と後腹膜腔の展開

右側で示した位置と対称の位置にポートを設置する。右側と同様にPDB™バルーンを用いて後腹膜腔を展開する。

3 左交感神経幹の同定

右側と異なる点は，左では，腹部大動脈の側面や後面を剥離する前に交感神経幹を同定し，そこから分岐する腰内臓神経を同定することである。左の腰内臓神経は大動脈（aorta；Ao）側面から下腸間膜動脈（inferior mesenteric artery；IMA）とAoとの間で上下腹神経叢を形成するため，Ao側面，前面を剥離してしまうと腰内臓神経の線維が切断されてしまう（図8）。

図8 左交感神経幹と腰内臓神経の同定

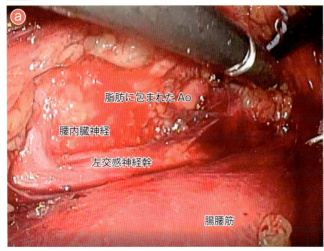

脂肪に包まれた Ao

腰内臓神経

左交感神経幹

腸腰筋

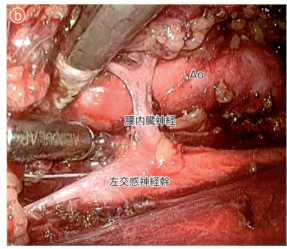

Ao

腰内臓神経

左交感神経幹

4 腹部大動脈周囲の剥離

　交感神経幹，腰内臓神経線維を確認できれば，腰内臓神経の線維と Ao の側面・前面の脂肪組織を，神経と血管から剥離していく。左腎動脈，腎静脈から左総腸骨動脈までの範囲で剥離を行う。患側が左の場合は左精巣静脈を切除する（図9）。

図9 腹部大動脈周囲の剥離

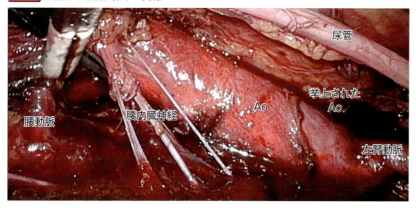

文献

1) Miki T, Kamoi K, et al: Clinical characteristics and oncological outcomes of testicular cancer patients registered in 2005 and 2008: the first large-scale study from the Cancer Registration Committee of the Japanese Urological Association. Int J Urol 2014; 21: S1-6.
2) 精巣腫瘍診療ガイドライン2015年版, 日本泌尿器科学会編, 金原出版.
3) Nakamura T, Oishi M, et al: Clinical outcomes and histological findings of patients with advanced metastatic germ cell tumors undergoing post-chemotherapy resection of retroperitoneal lymph nodes and residual extraretroperitoneal masses. Int J Urol 2015; 22: 288-93.
4) Steiner H, Zangerl F, et al: Results of Bilateral Nerve Sparing Laparoscopic Retroperitoneal Lymph Node Dissection for Testicular Cancer. Results of Bilateral Nerve Sparing Laparoscopic Retroperitoneal Lymph Node Dissection for Testicular Cancer. J Urol 2008; 180: 1348-53.
5) Steiner H, Leonhartsberger N, et al: Postchemotherapy laparoscopic retroperitoneal lymph node dissection for low-volume, stage II, nonseminomatous germ cell tumor: first 100 patients. Eur Urol 2013; 63: 1013-17.
6) Arai Y, Kaiho Y, et al: Extraperiponeal laparoscopic lymph node dissection after chemotherapy fornonseminomatous testicular germ-cell tumor: surgical and oncological outcomes. Int Urol Nephrol 2012; 44: 1389-95.
7) Nakamura T, Kawauchi A, et al: Post-chemotherapy laparoscopic retroperitoneal lymph node dissection is feasible for stage IIA/B non-seminoma germ cell tumors. Int J Clin Oncol 2016; 21: 791-5.

腹腔鏡下上半腎切除術

関西医科大学腎泌尿器外科学講座附属病院教授　**木下秀文**
関西医科大学腎泌尿器外科学講座助教　**吉田健志**
関西医科大学腎泌尿器外科学講座　**高安健太**
関西医科大学腎泌尿器外科学講座教授　**松田公志**

　腹腔鏡下上半腎切除術は比較的まれな術式である。異所性尿管開口や重複腎盂尿管で，腎機能を失い，さらに疼痛の原因や感染源になっている状態に対して外科的治療を行うことが多い。腎機能が残存していても，前記のような症状などで保存的な治療が難しい場合にも適応となる。小児・成人いずれも対象となる。

適応，禁忌

　重複腎盂尿管で上側の腎機能が失われ，臨床上放置できない状態や，異所性尿管開口の同様の状態，あるいは腎の上極の比較的大きな腎癌などが適応となる。疾患特有の禁忌は特にない。本項では，良性疾患での腎半切除術について記載する。

術前検査，術前準備

　CT検査（3D-CT，動脈相，平衡相，排泄相，CT urographyを含む）。必要に応じて腎シンチグラフィ。一般的な全身麻酔の検査。

器具

　一般的な腹腔鏡下腎摘出術のセット。ソフト凝固があれば有用。

アプローチ

　経腹膜アプローチ，後腹膜アプローチの選択は術者の慣れである[1]。当施設では後腹膜アプローチが多い。

手術のアウトライン

1 麻酔
2 健側（下側）腎盂尿管への尿管カテーテル留置
3 open laparotomy（カメラポート）
4 拡張バルーンによる後腹膜・腎周囲の剝離
5 気腹およびカメラの挿入
6 トロカー挿入のための腹膜の剝離およびトロカー留置
7 para-renal fat の除去
8 外円錐筋膜の切開
9 患側（上側）尿管の剝離・離断（できるだけ末梢で）
10 腎茎の剝離，動静脈の確保
11 腎周囲の剝離
12 腎動脈クランプ（可能であればsuper-selectiveに動静脈の分枝のクランプまたは結紮）
13 腎実質の切離

14 腎切除面の凝固止血（必要に応じて止血シートの使用または腎実質の縫合）　**15** 患側（上側）腎部分の取り出し，洗浄，ドレーン留置，トロカー抜去，閉創

手術手技（後腹膜アプローチ）

1 麻酔

全身麻酔で行う。硬膜外麻酔を併用することもある。

2 健側（下側）腎盂尿管への尿管カテーテル留置

術前の準備として，下腎盂に尿管カテーテルを留置する。患側健側の区別のためと，切離面に健側腎盂腎杯の開放がないか確認するためである。

3 open laparotomy（カメラポート）

基本的なトロカーの位置は，通常の腹腔鏡下腎摘出術の後腹膜アプローチに準じる（**図1**）。術者によっては，全体的にやや頭側の位置を好むかもしれない。

4 拡張バルーンによる後腹膜・腎周囲の剥離

この手技以下**4**〜**8**は，通常の腹腔鏡下腎摘出術の後腹膜アプローチに準じる。

5 気腹およびカメラの挿入

10mmHgで気腹し，後腹膜を観察する。

図1 トロカーの位置

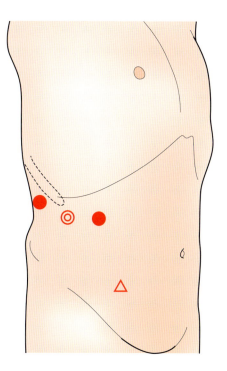

◎ カメラポート
● 12mmトロカー
△ 5mmトロカー（助手用）

6 トロカー挿入のための腹膜の剥離およびトロカー留置

　基本的なトロカーの位置は，通常の腹腔鏡下腎摘出術の後腹膜アプローチに準じる（ 図1 ）。当施設では，右手10 mm，左手5 mm，助手用トロカーは患側下腹部に5 mmを留置している。

7 para-renal fatの除去

　必要に応じてpara-renal fatを除去する。腎摘と同様である。

8 外円錐筋膜の切開

　患側（上側）尿管を末梢で切断するため，腎摘と同様に外円錐筋膜を切開する。腎摘よりも尾側へ切開を進める。

9 患側（上側）尿管の剥離・離断（できるだけ末梢で）

　腹腔鏡下腎上半切除術のポイントの1つである。この手術の対象となる症例では，患側と健側の尿管の合流部はある程度足側にあることが多い。よって，腎下極レベルで尿管をみつけようとすると2本存在する。健側にカテーテルを挿入しておくことによって，誤って健側尿管を結紮することを防げるであろう。ただ，それも過信は禁物で，上部の尿管とみなした尿管を頭側に向けて剥離し，本当に患側の尿管だと確認するのがよい。

　また，残存尿管については，将来の感染源のリスクが高いか低いかは相反するデータがある[2]。全症例で，完全に残存尿管をなくすように切除するのは現実的ではなく，当施設では可及的に尾側で切除している。

10 腎茎の剥離，動静脈の確保

　腎血流のコントロールには，2つの方法がある。1つは腎動脈をtotal clampする方法である。この場合は，通常の腎部分切除術と同様，腎動脈本幹を確保すればよい。もう1つの方法は，腎動脈をできる限り末梢にまで追って，super-selectiveに結紮あるいはclampする方法である。一般的に，重複腎尿管の症例では，腎動静脈は複雑なことが多い。症例ごとに動静脈の走行が異なるため，丁寧に剥離していくほかないだろう。この際，術前のCTで特に動脈の走行はきちんと評価しておくべきである。

11 腎周囲の剥離

　腎周囲は原則として全周性に剥離する。特に上腎は取り出すので，完全に剥離しておく。副腎は温存する。

12 腎動脈クランプ（可能であればsuper-selectiveに動静脈の分枝のクランプまたは結紮）

　 10 で確保した腎動脈をtotal clampまたはsuper-selectiveにclampする。

13 腎実質の切離

腎実質は腎盂との位置関係も参考にして切離ラインを決定する。この段階で出血すれば，total clampに変更したり，別の分枝をclampして対応する。

Advanced Technique

われわれは，腎動脈の分枝を追うような症例では，1mmスライスのdynamic CTを行い，Synapse Vincentを用いて血管走行を3D画像にして術中navigationに使用している[3]（**図2**）。

この症例では腎動脈がかなり複雑に走行していることがわかる。**図3**では切除ラインにある程度幅をもたせて，どの分枝から切除ラインに血流があるか，シミュレーションしている。No.1〜4は上腎へ，No.6，7は下腎へ入っていくが，No.5がどうなるか，はっきりしない。術前に，No.1〜4はクリッピング（結紮），No.6，7は温存，No.5は実際の手術中に判断しようと決めて手術を開始する。術中，切除面で出血がみられたため，No.5の上腎側への分枝をクランプした（**図4**）。

図2 血管の走行と尿管の3D画像

Synapse Vincentを用いて，血管走行と上下腎盂・尿管系の関係の3D画像を作成する。

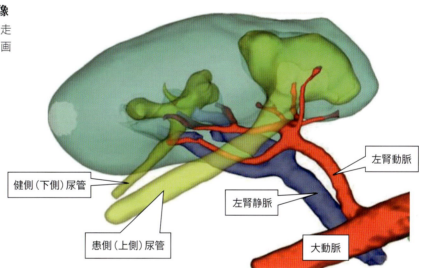

健側（下側）尿管
患側（上側）尿管
左腎動脈
左腎静脈
大動脈

図3 切除ラインと腎動脈分枝結紮のシミュレーション

上半腎切除の切除ライン（破線）を想定し，どの血管を温存し，どれを結紮するかシミュレーションする。この症例では7本分枝があり，No.1〜4は結紮，No.6，7は温存，No.5は術中の所見で判断することにした。

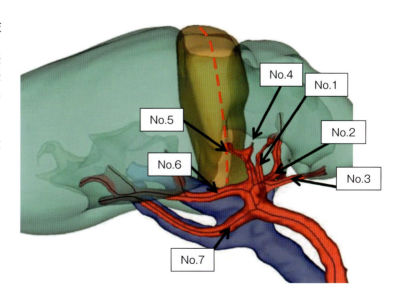

No.4
No.1
No.5
No.2
No.6
No.3
No.7

図4 術中の腎動脈の分枝

術中の腎動脈の分枝であるが，ほぼ3D画像と同じように走行している。No.1～3を結紮後，No.4を結紮しているところである。この後腎実質切離を始めて，出血があったため，No.5の上腎側に入る分枝を同定しクランプした。

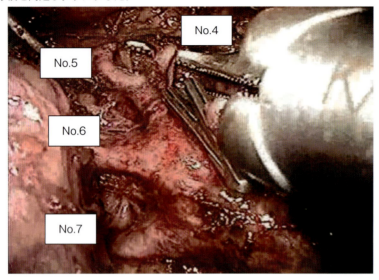

14 腎切除面の凝固止血（必要に応じて止血シートの使用または腎実質の縫合）

切除面で注意することは，腎部分切除術と同様，出血と下腎の腎盂腎杯の開放である。腎盂腎杯が開放した場合には縫合する。当施設では3-0バイクリル®SH-1を使用することが多い。健側（下側）尿管に入れたカテーテルからインジゴカルミン希釈生理食塩水を灌流し閉鎖を確認する。

切除面を縫合する場合としない場合があるが，施設あるいは術者の好みである。近年はソフト凝固などでの止血で十分であることも多い。また，止血シートを貼付するのも一案である。

15 患側（上側）腎部分の取り出し，洗浄，ドレーン留置，トロカー抜去，閉創

標本の取り出し，洗浄・止血の確認，ドレーン留置などは型どおりに行う。

文献

1) Castellan M, Gosalbez R, et al: Transperitoneal and retroperitoneal laparoscopic heminephrectomy－what approach for which patient? J Urol 2006; 176: 2636-9.
2) De Caluwé D, Chertin B, et al: Long-term outcome of the retained ureteral stump after lower pole heminephrectomy in duplex kidneys. Eur Urol 2002; 42: 63-6.
3) Yoshida K, Kinoshita H, Hayami Y, Nakamoto T, Takayasu K, Sugi M, Matsuda T: Laparoscopic upper-pole heminephrectomy for duplicated renal collecting system with superselective artery clamping using virtual partial nephrectomy analysis of Synapse Vincent: A case report. Int J Urol 2015; 22(11): 1075-7.

腎盂形成術

岡山大学大学院医歯薬学総合研究科泌尿器病態学講師　**小林泰之**

適応，禁忌

　腎盂形成術は，①腎盂尿管移行部狭窄に起因する症状がある場合，②無症状でも進行する患側腎機能低下を認める場合，③結石や感染などが発生する場合などが適応になる。利尿レノグラム（MAG3）にて閉塞パターン，総腎機能の20％以上残存している症例が基本的には本術式の適応となる。総腎機能の15％以下の症例では，症状の有無により腎摘除術もしくは経過観察など他の治療選択肢を考慮する必要がある。

　アプローチ法の選択に関しては，操作スペースの広い経腹的アプローチを選択しているが，腹部手術既往のある症例に関しては後腹膜アプローチの良い適応となる。

術前検査，術前準備

　術前検査としては，通常の腹腔鏡手術の術前検査に加え，造影CTと利尿レノグラム（MAG3）を行う。造影CTは，診断の確定（他の疾患の除外），狭窄の原因検索，交差血管の有無を判断するために行う。Thin slice CTは，細い交差血管の同定に有効である。利尿レノグラムは，手術適応の判断，術前の患側腎機能の評価に必要である。

　術前処置として，高度の疼痛や有熱性の感染を認める症例においては尿管ステント挿入が必要となる。しかし，長期間の尿管ステント留置は尿路粘膜の浮腫を起こし，手術の難易度の高める原因となるため，その適応は限定的となる。

　術後のための尿管ステント挿入のタイミングは，さまざまな意見がある。術直前の挿入は，確実にステント留置ができるメリットがあるが，水腎消失による術中の腎盂形態の把握が難しくなるデメリットがある。術中のステント挿入は，腎盂形態の把握が容易になり狭窄部がわかりやすいメリットがあるが，ステント挿入自体の手技が煩雑なのがデメリットである。筆者らは，術直前にステント挿入を行っている。

手術のアウトライン

1. 麻酔
2. 体位
3. トロカー設置
4. 腹腔臓器の脱転，Gerota筋膜の切開
5. 腎盂・尿管剥離
6. 狭窄部同定・剥離
7. 余剰腎盂の切離ラインの決定と腎盂の腹壁への吊り上げ固定
8. 尿管のspatulation
9. anchor suture
10. 腎盂の後壁，前壁縫合
11. 尿管の瘢痕部切除，腎盂の開放部の縫合閉鎖

手術手技（経腹的アプローチ dismembered 法）

1 麻酔

　麻酔は，全身麻酔とし，術後疼痛コントロールに関しては硬膜外麻酔併用が望ましいが経静脈投与法なども選択肢の1つである。胃管については，患側が左側で，胃の膨満所見を認める場合に，術中のみ挿入することを考慮する。

2 体位

　体位は，患側を上にした側臥位で行う。手術台は水平とし，腰枕と腋下枕を挿入する。ジャックナイフ体位のような過度の体位の屈曲は，腹腔形態の変化をきたすため行っていない。手術台の上で，できるだけ腹側に患者を配置することで，術者が身を乗り出さずに手術操作ができる。縫合結紮の多い本術式においては重要なポイントである。

3 トロカー設置

　第一トロカー（スコープトロカー）は，臍の高さ，傍腹直筋部に挿入する。挿入方法は，open laparoscopy 法もしくは気腹針によるクローズ法で行う。本術式は臓器摘出のための手術創を必要とせず，適切な症例選択がなされれば，クローズ法の良い適応である。第一トロカーよりスコープを挿入，腹腔内を観察する。体表に第一トロカーと狭窄部と推測される部位を結んだ線を引き，その線と対象になるように左右の術者のトロカーを挿入する（ 図1 ）。

図1 トロカー

腹腔内を観察の後，カメラポートとターゲット（狭窄部）を結んだ線を体表に描く。その線に対象になるように左右の術者のトロカー位置を決定する。

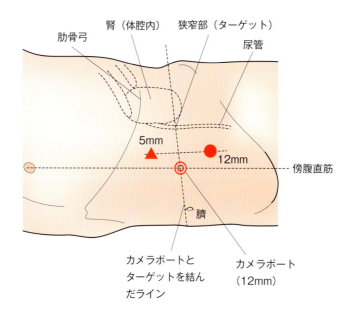

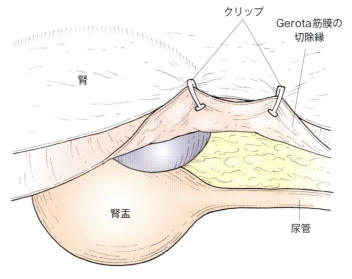

図2 クリップによる固定

肥満症例などで視野展開に難渋する場合には，開放したGerota筋膜切開縁を外側の腹膜に固定することで良好な視野を得ることができる。

図中ラベル：クリップ／Gerota筋膜の切除縁／腎／腎盂／尿管

4 腹腔臓器の脱転，Gerota筋膜の切開

　患側にかかわらず，まず結腸の脱転を行う。腎下極付近の結腸外側から開始し，尾側は総腸骨動脈が透見できる部位まで，頭側は腎静脈付近までを脱転範囲とする。腹側臓器の脱転においては，Gerota筋膜内そして腹側臓器（腸管）の脂肪の中に迷入することなく，疎な結合組織のラインで剥離を行うことが，良好な視野で安全に手術を進めるうえで重要である。

　脱転の内側縁は，十分な視野を得るために，右側では腎静脈～下大静脈が見えるまで十二指腸の脱転を行う。左側では腎静脈～性腺静脈が見えるところまで行う。十分な脱転を行い，Gerota筋膜越しに尿管が透見できる状態となったら，尿管の走行に沿ってGerota筋膜を切開し尿管の剥離を開始する。

　肥満症例において，Gerota筋膜切開後に脂肪により視野展開に苦慮する場合には，Gerota筋膜やその周囲脂肪を腹壁に縫合やクリップを用いて固定することで良好な視野をつくることができる（**図2**）。

5 腎盂・尿管剥離

　尿管の剥離を頭側に進め，腎盂の剥離に移行する。腎盂の剥離は，拡張した腎盂の形態が十分に把握できるまで，前面だけでなく後面もしっかりと行う。腎盂の剥離のメルクマールは，拡張した腎盂が十分に可動し，腎盂を牽引することで腎盂上縁が十分に視認できるところまでとする（**図3**）。

　炎症の既往がある症例などは，腎盂が周囲組織に癒着しており，剥離にやや難渋することがある。しかしながら，広く腎盂を剥離することは，正確に腎盂の形態を把握し，余剰腎盂の切離ラインを決定するうえで重要である。鏡視下においては，広く剥離したつもりでも，剥離範囲が限局的になっていることがあり注意が必要である。

6 狭窄部同定・剥離

　狭窄部近傍の狭窄の原因となっていた血管もしくは索状物の剥離を行う。静脈や線維性索状物であれば適切に処理し切断する。動脈の場合には，原則として温存する。術前の画像で狭窄の原因となるような交差血管が同定されなかった症例においても，術中に同定さ

れるケースが多々ある。術前画像検査にて交差血管が同定されていなくても，なんらかの交差物があるものとして想定しておくことが，本手術を行う心構えとして重要である。

　尿管の狭窄部は，交差する索状物と完全に遊離し，どこが狭窄部なのが判別できるまでしっかりと剥離を行う。尿管の狭窄部は，周囲組織が鞘状になっており，その鞘の中で屈曲し狭窄部を形成していることがある。正確に狭窄部を把握し，確実に切除を行うためには，この鞘を切開し，屈曲した尿管が解除されるまで剥離をすることが重要である（**図4**）。

図3 **腎盂剥離メルクマール図**

剥離した腎盂を鉗子にて引っ張り出し，前壁のみならず後壁も剥離できていること，腎盂の頭側上縁まで剥離できていることを確認する。鏡視下においては，広く剥離したつもりでも，剥離範囲が限局的になっていることがあり注意が必要である。

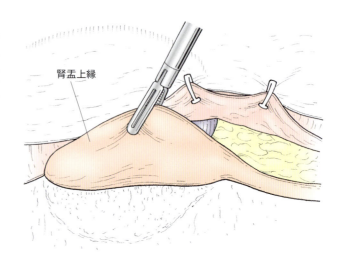

腎盂上縁

図4 **狭窄部剥離**

尿管の狭窄部は，周囲組織が鞘状になっており，その鞘の中で屈曲し狭窄部を形成していることがある。正確に狭窄部を把握し確実に切除を行うためには，この鞘を切開し，屈曲した尿管が解除されるまで剥離をすることが重要である。

a 剥離前
鞘の中で尿管が屈曲している。

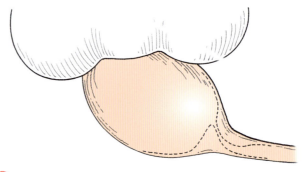

b 剥離後
狭窄部の屈曲が解除され狭窄部がはっきりしている。

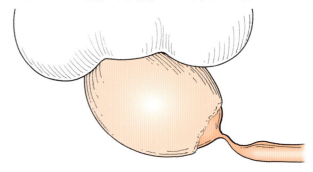

7 余剰腎盂の切離ラインの決定と腎盂の腹壁への吊り上げ固定

腎盂に支持糸をかけ，腹壁に吊り上げ固定を行う。腎盂の支持糸をかける場所によって，腎盂の切除ライン，ひいては最終的な吻合部の形態が影響を受けるため，その場所決定は非常に重要である。支持糸をかける場所は，前面と後面の中間地点（腎盂の最内側）（前壁より偏ると牽引後の腎盂形態にねじれが生じてしまう），そして予定切除ラインより頭側に運針する（**図5**）。

吊り上げ固定解除後には，吻合部の形態は多少変化するため，そのことを考慮し牽引固定をする。**図6a**のように腎盂の剥離が十分でなく，狭窄部近傍にて牽引を行った場合，牽引固定中は良い形態に見えても，吊り上げ解除後に，尿管に対して吻合ラインが直角となりspatulationによる内径の拡大効果が薄れ，また腎盂が漏斗状に形成されない場合がある（**図6b**）。**図7a**のように，風船状に拡張した腎盂の頭側まで剥離し，牽引糸をかければ，牽引解除後も，尿管と腎盂の縫合ラインは斜めになり内腔を広くとることができるうえ，腎盂も漏斗状になる（**図7b**）。

腎盂を牽引糸にて腹壁に固定の後，腎盂の内側から外側に向かい，余剰腎盂の切離を行う（**図5**）。前壁の切除ラインと後壁の切除ラインが平行にそろうように切除する（**図8**）。前壁と後壁の切除ラインが大幅に異なるのは，吻合部のねじれにつながる。

図5 切除ライン

ⓐ牽引前。支持糸をかける場所は，前面と後面の中間地点（腎盂の最内側），そして予定切除ラインより頭側に運針する。腎盂を牽引糸にて腹壁に固定の後，腎盂の内側から外側に向かい，内側縁より外側縁が長くなるように余剰腎盂の切離を行う。
ⓑ牽引後。支持糸にて牽引を行うと，腎盂そして切除縫合ラインが直立し，後壁が見やすくなる。

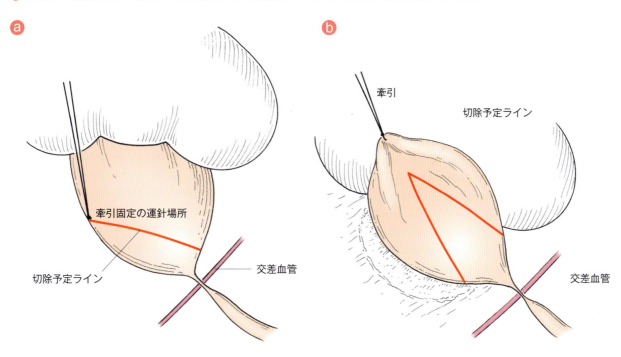

図6 吊り上げ(1)

腎盂の剥離が十分でなく，狭窄部近傍にて牽引を行った場合，牽引固定中はよい形態に見えても，
吊り上げ解除後に，尿管に対して吻合ラインが直角となりspatulationによる内径の拡大効果が
薄れ，また腎盂が漏斗状に形成されない場合がある。

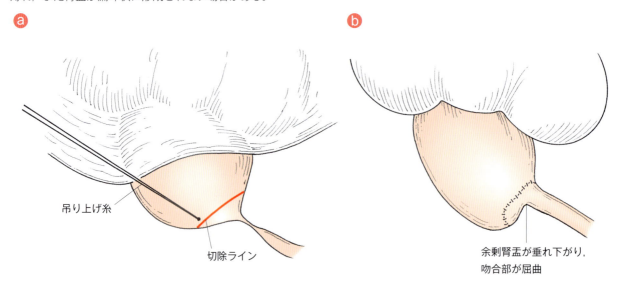

ⓐ 吊り上げ糸

切除ライン

ⓑ 余剰腎盂が垂れ下がり，
吻合部が屈曲

図7 吊り上げ(2)

風船状に拡張した腎盂の頭側まで剥離し，牽引糸をかければ，牽引解除後も，尿管と腎盂の縫合
ラインは斜めになり内腔を広くとることができるうえ，腎盂も漏斗状になる。

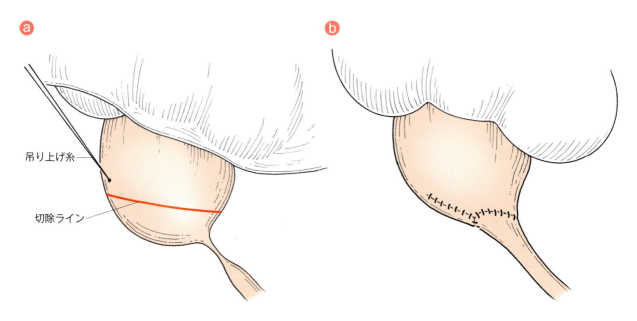

ⓐ 吊り上げ糸

切除ライン

ⓑ

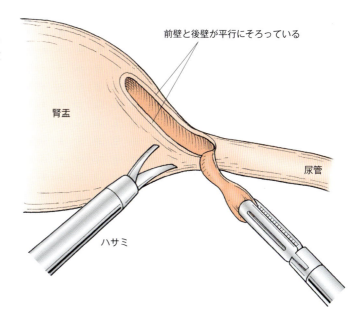

図8 切除平行の図
前壁の切除ラインと後壁の切除ラインが平行に
そろうように切除する。両者の切除ラインが大
幅に異なるのは，吻合部のねじれにつながる。

前壁と後壁が平行にそろっている

腎盂

尿管

ハサミ

8 尿管の spatulation

　尿管の最外側に，約1.0～1.5cmのspatulationを加える。

　尿管をspatulationする際に重要なことは，①最外側に，②まっすぐに，の2点である。spatulation部位が最外側からずれると，合後の尿管のねじれの原因となる。鏡視下でのspatulationはハサミの操作に制限があり，切離ラインが曲線になりやすく注意が必要である。あまり大きなストロークでは行わず，対象物（尿管）も動かしながら，できるだけ直線的な切離を心がける（**図9**）。

9 anchor suture

　anchor sutureは4-0もしくは5-0モノフィラメント吸収糸RB-1針にて行う。anchor sutureは本術式の成否を左右する重要な運針である。重要なポイントは①適切なbite幅，②確実な全層運針（粘膜を確実に運針）である。厚すぎるbite幅は，吻合部の内腔の狭小化につながる。また，薄すぎるbite幅はanchor sutureがはずれる可能性がある。運針に関しては，運針ミスによる尿管粘膜の脱落を防ぐために，尿管内腔から外側に運針する。切離された腎盂の最外側部に約2～3mm程度のbite幅で外→内に運針（**図10a**），続いて尿管側はspatulationの股のところに約2～3mm程度のbite幅で内→外に運針する（**図10b**）。糸の結紮は，吻合部に多少の緊張がかかっていることが多く，外科結紮で行う（slip knotでもよいと思われるが，細いモノフィラメントでのslip knotの糸の損傷の危険がある）。

Advanced Technique

最適な運針をするには？ ～4パターンの組み合わせ～

腹腔鏡の運針は，固定されたトロカーから行うため制限がある。実際には，そのバリエーションは，たったの4パターン（右手順手，右手逆手，左手順手，左手逆手）である。その4パターンのなかから，各シーンに合わせて最適な運針を選択する必要がある。そのため，この4パターンすべての運針を完全にマスターしておくことが，当手術においては必須である。加えて，シーンに合わせてどの運針が最適かを瞬時に判断する技量も必要である。

図9 spatulation

尿管の最外側に，約1.0～1.5cmのspatulationを加える。尿管をspatulationする際に重要なことは，①最外側に，②まっすぐに，の2点である。尿管を完全に腎盂から切離する前（腎盂に尿管が固定されている状態）に，spatulationを行うのも適切な部位にねじれずに切開する1つの方法である。

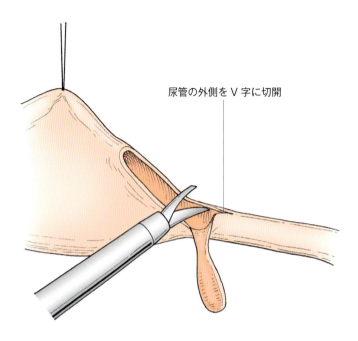

尿管の外側をV字に切開

図10 anchor suture

ⓐ 切離された腎盂の最外側部に約2～3mm程度のbite幅で外→内に運針する。
ⓑ 尿管側はspatulationのV字のところに約2～3mm程度のbite幅で内→外に運針する。

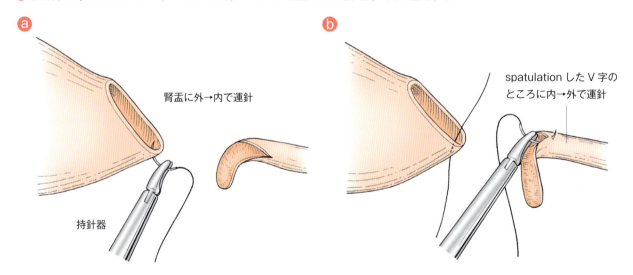

ⓐ 腎盂に外→内で運針

持針器

ⓑ spatulationしたV字のところに内→外で運針

10 腎盂の後壁，前壁縫合

anchor suture とは別の新規の針糸にて後壁から縫合を開始する。anchor suture と同様に腎盂側から外→内に運針（図11a）し，尿管側を内→外（図11b）に運針する。stitch 幅は2〜3mmで行う。anchor suture の直近の，第1〜2運針は吻合部の内腔径を左右する大事な運針である。厚すぎず（2〜3mm程度の bite），anchor suture から2〜3mm程度のところに，確実に全層を運針することが重要である。

連続縫合（図11c）でも，結節縫合のどちらでもよい。後壁が終了したら，前壁を同様に縫合する。

運針の際に，吻合部近傍の尿管や腎盂を鉗子にて把持すると，粘膜の損傷をきたすことがあり，極力避けなければならない。尿管狭窄部の組織は，吻合終了まで切除せずにおいておき，縫合などの際の"掴みしろ"として利用するのも一つの方法である。

図11 後壁の縫合

anchor suture と同様に腎盂側から外→内（ⓐ），尿管側を内→外（ⓑ）に運針する。2〜3mm程度の bite，anchor suture から2〜3mm程度の stitch で，確実に全層を運針することが重要である。尿管や腎盂を鉗子にて把持することは，粘膜の損傷をきたすことがあり極力避けなければならない。尿管狭窄部の組織を，縫合などの際の"掴みしろ"として利用するのも1つの方法である。

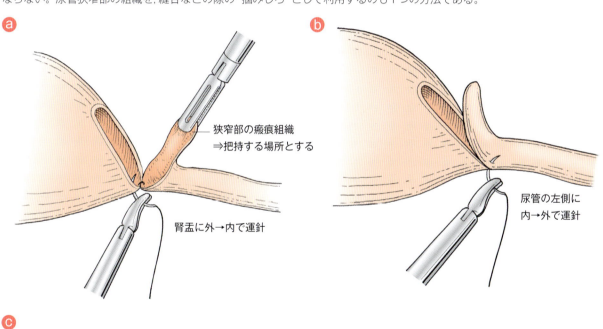

ⓐ
狭窄部の瘢痕組織
⇒把持する場所とする

腎盂に外→内で運針

ⓑ
尿管の左側に
内→外で運針

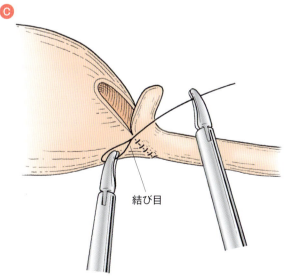

ⓒ
結び目

11 尿管の瘢痕部切除，腎盂の開放部の縫合閉鎖

　尿管の後壁・前壁の縫合の後，尿管の狭窄部の瘢痕組織を切除する（**図12a**）。その後，腎盂が大きく開放している場合は，新規の針糸を用いて頭側より腎盂の前壁と後壁を縫合閉鎖する（**図12b**）。開放部が小さい場合は，尿管の瘢痕部切除断端と腎盂を縫合閉鎖する（**図12c**）。

術後管理

　通常の腹腔鏡手術に準じて，術翌日より歩行，飲水開始する。ドレーンは第一歩歩行後，増加がなければ抜去する。術後，ドレーンの排液量が増加する場合は，尿瘻などを疑い，ドレーン排液の生化学検査，CT検査を行う。術直後に血餅などにより尿管ステントが閉塞することがあり，その場合には早急にステントの交換を考慮する。

　術後1〜2カ月で尿管ステントの抜去を行い，利尿レノグラムにて評価を行う。われわれの施設では，①利尿レノグラムにてT1/2が20分以下と②症状の消失を手術成功と定義している。

図12 瘢痕部切除・腎盂閉鎖
ⓐ 尿管の後壁・前壁の縫合の後，尿管の狭窄部の瘢痕組織を切除する。
ⓑ 腎盂が大きく開放している場合は，新規の針糸を用いて頭側より前壁と後壁を縫合閉鎖する。
ⓒ 開放部が小さい場合は，尿管の瘢痕部切除断端と腎盂を縫合閉鎖する。

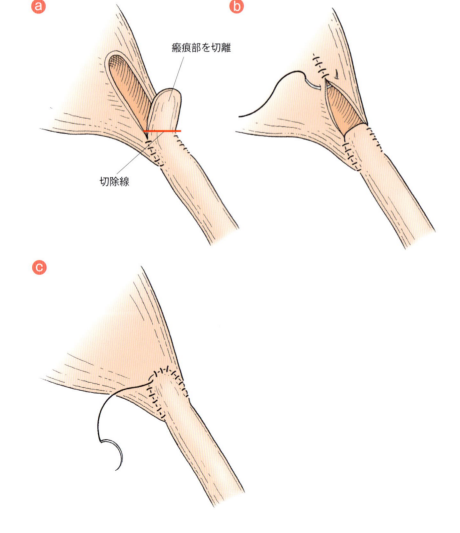

下大静脈後尿管の手術

東海大学医学部付属八王子病院泌尿器科教授　座光寺秀典

　下大静脈後尿管は，下大静脈の発生異常により右尿管が下大静脈後方を迂回して走行する比較的まれな先天性異常である。下大静脈後尿管は下大静脈と椎骨間で尿管が圧迫されやすく，水腎症や尿路結石，尿路感染症を合併することが知られている。近年，本疾患に対する修復術として腹腔鏡下あるいは後腹膜鏡下尿管尿管吻合術が施行されており，同時に尿管結石や腎結石を摘出した報告例も散見される[1~3]。

適応，禁忌

　側腹部痛や腰痛など症状を有する，あるいは有熱性尿路感染症を繰り返す場合に加え尿管圧迫による尿排泄遅延がみられる場合などが適応と考えられる。尿管と下大静脈との著明な癒着が想定される場合には，術者の技量に応じて開腹手術も検討すべきである。

　到達法の選択は術者の慣れているほうでよいが，尿管の広範な剥離と再吻合を必要とするため，操作腔の広い経腹膜アプローチが手技的に容易であると思われる。

　なお，合併症する尿路結石に対して経尿道的尿管結石破砕術（transurethral lithotripsy；TUL）など単独の結石治療は可能である[4]が，下大静脈周囲尿管に結石が存在している場合には注意を要する。

術前検査，術前準備

　尿検査と尿沈渣，尿一般細菌培養検査を行う。尿路が解放される手術のため，尿路感染が認められた場合には術前に原因菌に感受性のある抗菌剤投与を行う。

　術前画像診断としてCT，特に冠状断は尿管の走行，下大静脈との位置関係を把握するのに有用である（図1）。腎機能低下例やヨードアレルギー症例ではMRIで代用する。尿路上皮癌を合併した例もあるので[5]，画像所見で腫瘍性病変が疑われる場合には尿細胞診も提出する。利尿レノグラムは術前後の分腎機能評価に役立つ。

　術前のダブルJステント留置は，尿管を切断し再吻合する手術ではあまり有用ではない。

　腹腔鏡下手術に用いる器具は通常の腹腔鏡手術機器に加えて，腹腔鏡用持針器（できれば2本）が必要で，ベッセルシーリングデバイス，もしくは超音波駆動メスもあれば便利である。尿管尿管吻合用の糸は4-0あるいは5-0の吸収糸を用いるが，尿管組織は脆弱で裂けやすいのでモノフィラメントが適していると思われる。

　5mm内視鏡を用いる場合には，カメラ用ポートを除いて5mmトロカー2本と10mmトロカー1本で手術可能であるが，10mm内視鏡の場合にはカメラポートを入れ替える場合があるので10mmを2本と5mmを1本の組み合わせで行う。

　術中にトロカーより挿入し留置するダブルJ尿管ステントは，あらかじめ腎盂側先端を半周巻程度に切断しておく。これは腹腔鏡下に尿管切断部から挿入しやすくするためである。

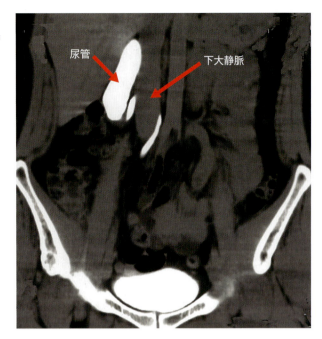

図1 腹部CT（冠状断）

右尿管が下大静脈後面を迂回走行している。下大静脈右側では尿管の拡張を認める。

尿管

下大静脈

手術のアウトライン

- **1** 麻酔，体位変換
- **2** ポート設置
- **3** 腹膜切開，下大静脈露出
- **4** 尿管の剥離（末梢側）
- **5** 尿管の剥離（中枢側）
- **6** 尿管切断，カテーテル挿入
- **7** 尿管尿管再吻合
- **8** 閉創

手術手技

ここでは経腹膜アプローチの手術手技について述べる。

1 麻酔，体位変換

全身麻酔下に左側臥位もしくは半側臥位とする。特にベッドを屈曲させて腎摘位とする必要はない。

2 ポート設置

まず臍の高さの鎖骨中線上にopen laparotomy法でトロカーを留置する。次いで前腋窩線上でそれぞれ臍上約5cmの位置と臍下5cmの位置にトロカーを留置するが，どちらかは針の挿入，回収用に10mmサイズとする。理由は5mmでは針がトロカー内で引っかかり針ロストなどのトラブルが起こりやすいためである。中腋窩線上の臍の高さに5mmあるいは内視鏡径により10mmトロカーを留置する。前腋窩線上の臍の高さの位置を中心点として菱形になるようにポートを4カ所設置する（**図2**）。

3 腹膜切開，下大静脈露出

腎下極より腎と腹側脂肪の間のfusion fasciaを切開する。腹側脂肪とGerota筋膜の間の

適切な層に入り剥離を進める。腹側臓器にはガーゼなどを用いて愛護的に牽引しつつ鈍的,鋭的に剥離する。臓器に付着する薄膜を鋭的切開して十二指腸と上行結腸を脱転すると下大静脈が視認できる。上行結腸を脱転し腎下方のスペースを展開すると,腸腰筋が露出し外側へ走行する尿管も確認できる。この時点で尿管を同定しテープをかけて把持してもよい。

4 尿管の剥離（末梢側）

下大静脈表面の線維性の薄膜を尾側へ切開し,静脈前面を十分に露出する。静脈前面から右側へと走行する尿管が存在する。その頭側に性腺静脈が存在しているので,これらを認識して尿管周囲を剥離し血管テープをかけて把持しておく（図3）。

尿管をテープで牽引しつつ,まず膀胱側に向かって剥離する。血管交差部までで十分と思われる。次に逆行性に下大静脈前面との間を剥離する。適切な牽引をかけて少しずつ剥離を進める。特に炎症や結石による癒着がみられる場合,バイポーラやベッセルシーリン

図2 ポート位置
図のように菱形になるようにポートを配置する。使用する内視鏡径と針糸の挿入側（右側または左側）によりトロカーサイズを変更する。

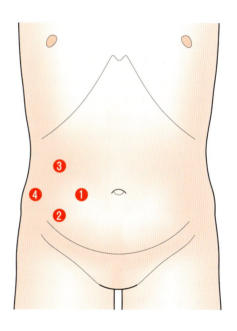

❶open trocar 12mm
臍レベル　鎖骨中線上

❷5mm もしくは 10mm
臍下 5cm　前腋窩線上

❸5mm もしくは 10mm
臍上 5cm　前腋窩線上

❹5mm もしくは 10mm
臍レベル　中腋窩線上

図3 解剖学的位置
下大静脈表面,次いで性腺静脈をまず認識し,尿管を同定する。尿管をテープで把持して適切な張力で牽引しつつ剥離する。

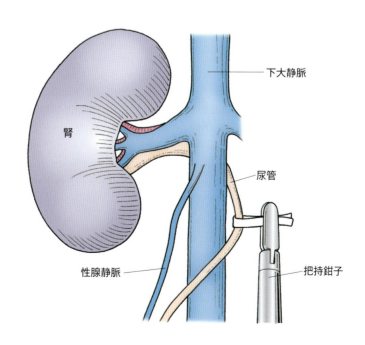

下大静脈

尿管

腎

性腺静脈

把持鉗子

グシステムで適宜止血処置を行う。十二指腸など腸管を損傷しないよう注意を払いつつ，下大静脈左側で尿管との間が十分に確認できるところまで剥離する（図4）。

5 尿管の剥離（中枢側）

次に腎下極近傍から脂肪組織を外して拡張している尿管を求める。ここでも尿管周囲を剥離して血管テープをかけて把持する（図5）。尿管を牽引しつつ末梢へ向かい下大静脈右側との間を剥離する。ここでは良好な視野を得るために，内視鏡を中腋窩線上のポートから挿入すると下大静脈右側から背側が見やすくなる（図6）。中枢側のテープと末梢側のテープを牽引し，尿管の可動性が十分得られたら剥離終了である。

6 尿管切断，カテーテル挿入

尿管を適切な部位で切断し下大静脈前面へ引き出す。結石がある場合には直視下もしくは尿管鏡などで結石を摘出する。トロカーから尿管カテーテル留置用ポジショナーを挿入し，膀胱側の尿管断端から少し尿管内へと進め，その後ガイドワイヤーを挿入する。ポジショナーを抜去して，腎盂側先端を切断したダブルJ尿管カテーテルをガイドワイヤーに通して膀胱内へと挿入する。十分膀胱内に挿入できたら，カットしてある対側を腎盂側尿

図4 尿管の剥離
尿管を下大静脈前面から左側までの間を剥離したところである。

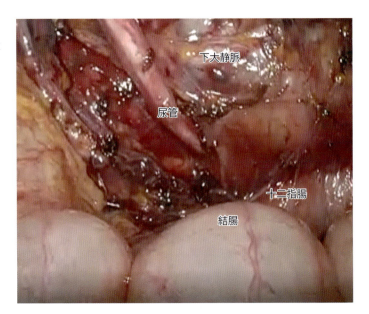

図5 血管テープによる把持
尿管を下大静脈右側（中枢側）で再度同定し，剥離後テープをかけて把持している。

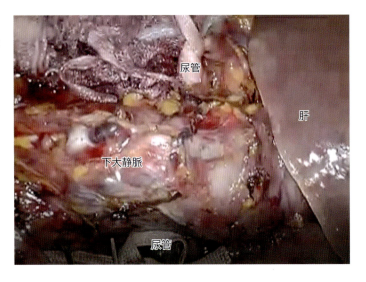

管に挿入し留置する。

7 尿管尿管再吻合

　各々尿管の12時と6時の位置に1cm程度の縦切開を置き（図7），4-0もしくは5-0のモノフィラメント吸収糸で結節縫合にて吻合する。6時，12時をまず縫合し，糸を牽引しながらその間を2〜3針縫合する（図8）。縫合の途中で尿管カテーテルを挿入する方法もあるが，過剰な張力が加わり吻合が外れてしまうおそれもあるため留置後に行う。

Advanced Technique

腹腔鏡下尿管尿管吻合ではまず縫合しやすい12時から開始する（図9）。12時の運針後に6時の位置が手前にくるように，助手が糸を軽く牽引する。6時の運針を終えて各々の結紮が終了したら，助手と術者が糸を持ち，操作しやすい状況を演出する。

図6 **カメラポートを替えての剝離操作**
カメラポートを①から④に替えて，下大静脈背側に向かい尿管剝離を行っている。

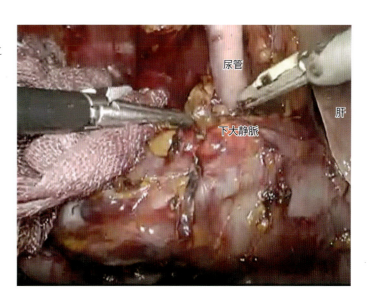

図7 **尿管の縦切開**
術者と助手で尿管断端を愛護的に把持しつつ尿管の縦切開を置く。

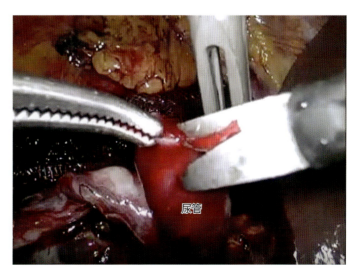

8 閉創

　気腹圧を5mmHg程度に下げて，止血確認と吻合部のリークの有無を確認する。著明な尿リークがあれば追加縫合を行う。閉鎖式ドレーンをポートから留置し，トロカーを抜去する。腹膜は5/8サークル針で縫合し，次いで皮下，真皮を縫合する。

図8 尿管断端の縫合
尿管断端の12時と6時を5-0PDSで縫合した後，その間を結節縫合する。

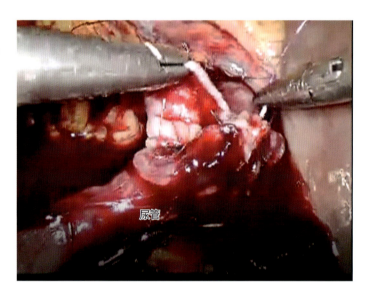

図9 尿管尿管吻合
尿管12時の位置を運針後に6時の運針・操作がしやすいように助手が針糸を軽く牽引する。6時を運針が終了したのちに結節縫合する。

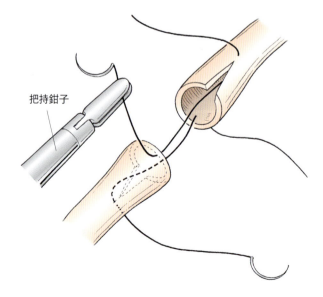

把持鉗子

図10 トロカーの縁に針が引っかかった状態

このまま糸を引くと針喪失の可能性がある。必ず内視鏡で確認しながら張力を緩めて針を確実に
トロカー内に誘導する。

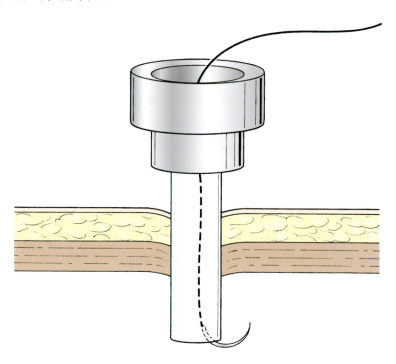

術後管理

　通常の腹腔鏡下手術の術後管理と同様である。

　ドレーンは術後2日目以降に，尿リークがないことが確認できたら抜去する。尿管ステ
ントは4週後に内視鏡下に抜去する。

手術のポイント

　尿管を近位側と遠位側の2カ所で把持し，各々適切な牽引をしつつ下大静脈との間を少
しずつ剥離する。特に炎症性癒着を伴う場合には，焦らずにハサミによるcold cutを行う。

文献

1) 座光寺秀典, 武田正之, ほか: 右腎結石合併下大静脈後尿管に対して尿管切断・内視鏡下結石摘出・尿管尿管吻
合を後腹膜鏡下に施行した1例. 日鏡外会誌　2010; 15: 111-4.
2) 福田悠子, 三股浩光, ほか: 腹腔鏡下修復術および切石術を一期的に施行した下大静脈後尿管. 臨泌 2016; 70:
455-8.
3) 相川純輝, 座光寺秀典, ほか: 右尿管結石合併下大静脈後尿管に対して腹腔鏡下に尿管剥離・結石摘出・尿管尿
管新吻合を施行した1例. 泌外 2016; 29: 1785-8.
4) 篠崎拓朗, 魚住二郎, ほか: 下大静脈後尿管結石に対しTULを行なった一例.　Jpn J Endourol ESWL 2005;
18: 260.
5) 野瀬清孝, 上原和隆, ほか: 大静脈後尿管に尿管腫瘍の合併した一例. 西日泌尿 1989; 51: 601-5.

乳糜尿症に対する腎門部リンパ管遮断術

関西労災病院泌尿器科部長　川端　岳

適応，禁忌

　乳糜尿症とは尿路と周囲のリンパ組織との間に交通が生じて尿路に乳糜が混入するものであり，その原因は寄生虫性と非寄生虫性とがある。非寄生虫性の場合は胸管を圧迫・閉塞する病態が原因であり，寄生虫性のほとんどはフィラリア症の晩期合併症としての乳糜尿症である。

　診断は膀胱鏡検査で患側尿管口からの白濁尿の噴出を確認できれば容易であり，典型例では逆行性腎盂造影（ 図1 ）で腎門部周囲リンパ管への造影剤の逆流像が認められる。

　低脂肪食や硝酸銀ないしポビドンヨード液の腎盂内注入療法などの保存的治療に抵抗する症例，すでに低栄養状態である場合や膀胱内に大きな寒天状のフィブリン塊が形成されタンポナーデ状態となっている症例などに対しては手術療法が適応となる。手術法はリンパ管静脈吻合術の報告もあるが，腹腔鏡手術の普及に伴い腹腔鏡下腎門部リンパ管遮断術の報告が増えている。

　本術式の非適応としては一般的な腹腔鏡手術の禁忌事項と同様である。

図1 逆行性腎盂造影

典型例での腎門部周囲リンパ管への造影剤の逆流像（矢印）。

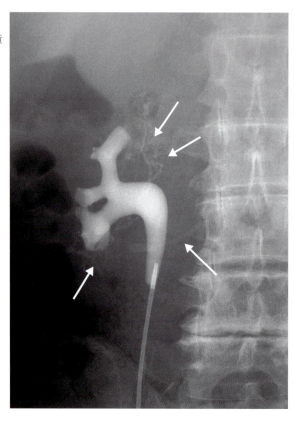

術前検査，術前準備

乳糜尿であることの確認は，古典的にはズダンⅢ染色があるが，顕微鏡で尿中に脂肪滴があることやエチルアルコールを加えて振盪すると透明化することで可能である。画像検査としては，上記の逆行性腎盂造影と腎摘除術に準じて3D-CTにて腎血管の走行を把握しておく。

術前処置は通常の腹腔鏡手術と変わることはないが，本手術ではリンパ管遮断が適正に行われた場合には術中に乳糜尿の消失が確認できるため，手術前の食事は低脂肪食を避け，むしろ高脂肪食にしておいたほうが好ましい。

使用器具

通常の腹腔鏡下手術と同様の器具類で可能であり，リンパ管の確実な閉鎖・切離にはシーリングデバイスも有用であるが，拡張したリンパ管の場合にはヘモロック（Hem-o-lok®）などによる結紮切断が必要である。

手術のアウトライン

1 麻酔
2 到達法
3 体位
4 トロカー設置
5 結腸授動
6 Gerota筋膜開放
7 術野展開
8 腎静脈剥離
9 腎動脈剥離
10 尿管剥離
11 ドレーン留置

手術手技

1 麻酔

通常の腹腔鏡手術と同様の全身麻酔下に行う。創部は摘出物がなくトロカー孔のみであるため硬膜外麻酔の併用は不要であり，手術終了時にトロカー抜去部に長時間作用性局所麻酔薬を注入しておくとよい。

2 到達法

適切な到達法に関しては，開放手術と後腹膜鏡到達法とを比較したもの[1]はみられるが，経腹膜到達法と後腹膜到達法とを比較したものはみられない。多数の症例の経験がある施設からの報告で後腹膜鏡下での良好な成績が示されているが[2]，著者の経験では腎静脈前面の剥離不足により再手術を要した症例があったため[3]，多数例の経験がない場合には経腹膜到達法のほうが好ましいと考えている。

腎茎部への到達法は，根治的腎摘除術と同様のGerota筋膜外から操作する方法と腎門部の腎周囲脂肪織内に入って行う方法があり，前者のほうが好ましいとされている[4]。後者の場合には腎茎血管に到達するまでにGerota筋膜を広く開放する必要があり，その操

作により腎が内側に垂れ込み大血管との距離が近くなることが不利に働く。また腎周囲脂肪織の剥離範囲は，多数例の経験をもつ施設からの報告[5]にあるように，腎門部周囲のみで十分である。

3 体位

経腹膜到達法での体位は，腎門部の裏面まで十分に観察・操作が可能となるように正側臥位で行う。手術台を折り曲げる必要はない。

4 トロカー設置

トロカー位置は，十分な腎門部周囲の観察を行うため経腹膜到達法による副腎摘除術と同様に，カメラ用トロカーも含め肋骨弓下に沿うラインに設置する。操作用トロカーのうち1本はヘモロックの使用を考え12mm径が必要であるが，助手用を含めそのほかは5mm径のものでよい。

5 結腸授動

腎門部を露出するために根治的腎摘除術と同様に結腸の授動を行う。通常，本症では大網や腸間膜が薄いため体位のみで腸管が内側に十分に移動する場合もあり，腸管の授動は腎摘除術ほど広く行う必要はない。すなわちその範囲は，左側では脾彎曲部から下行結腸を授動して腎下極の腸腰筋が確認できるところから副腎が確認できるところまで，右側では肝彎曲部と十二指腸を授動して下大静脈が露出するまでとなる。

本疾患では通常痩身体型となるので，皮下を含め腸間膜や腎周囲の脂肪織は非常に少なく，腹腔鏡下で各ランドマークは容易に観察できる（**図2**）。

6 Gerota筋膜開放

Gerota筋膜の開放は，左側は腎下極あたりで尿管および性腺静脈より内側で，右側は性腺静脈の起始部あたりでその外側において行う（**図3**）。

図2 右側例で肝彎曲部と十二指腸の授動後
脂肪織が少なく右腎や下大静脈が容易に観察できる。十二指腸（矢印）。

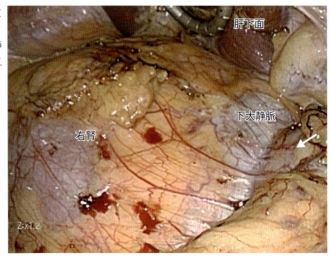

7 術野展開

以下右側例における手技を解説する。

まず下大静脈の外側で腎摘除術と同様に"psoas window"（腸腰筋の表面の露出）を作成するが，傍大静脈リンパ組織は非常にwetで拡張した状態となっている（図4）。リンパ管の剥離自体は炎症の既往がなければ容易であるが，切断端は必ずシーリングないしクリッピングにより閉鎖しておく（図5）。術野は剥離操作によりリンパ液が流出するため

図3 Gerota筋膜の開放
右側例でGerota筋膜を性腺静脈の起始部外側で切開開放する。尿管（矢印）。

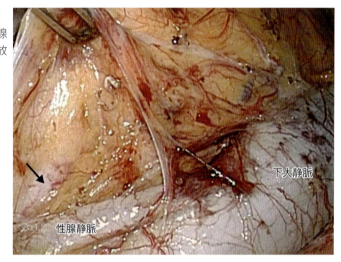

図4 下大静脈外側の剥離
著明に拡張した傍大静脈リンパ管（矢印）を下大静脈および腎静脈から剥離している。右腎静脈周囲リンパ管も増生・拡張しており，血管周囲組織は非常にwetな状態である。

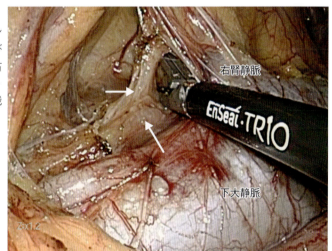

図5 腸腰筋の露出
いわゆる"psoas window"を作成したところ。腸腰筋筋膜（矢印）。

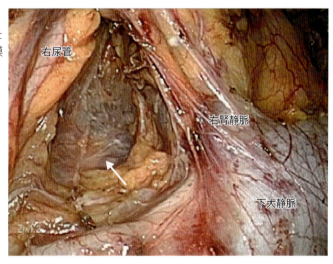

適宜吸引操作を行う必要がある（**図6**）。次いで頭側に進み，腎静脈前面のリンパ管を下大静脈壁と腎静脈壁が完全に露出するまで剥離し切離する。

Advanced Technique

腹腔内手術既往例であったり，さらなる低侵襲性を求めるのであれば後腹膜到達法を選択することになる。腎動脈の露出は経腹膜到達法より容易であるが，腎静脈の特に前面の剥離を直視下に行うことは困難である（**図7**）ため，フレキシブル腹腔鏡を用いた操作が有効である。

8 腎静脈剥離

腎静脈の下大静脈分岐部近傍の頭側には，副腎からの中ないし後副腎静脈が流入することに留意が必要であるが，場合によりシーリンデバイスで切離してもよい。腎静脈尾側および裏面の剥離操作時には通常腎動脈が存在するため，その損傷には最大限の注意を払う必要がある。腎動静脈間にもリンパ管は豊富に存在するので（**図8**），同様に切離しておく。

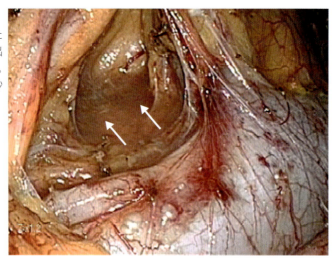

図6 リンパ液の漏出
リンパ管の剥離操作を行っただけで術野にリンパ液が流出して貯留している（矢印）。**図5** から操作せずに約10秒経過した状態。

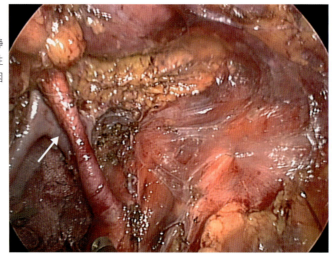

図7 後腹膜到達法での術野
操作が終了した状態で，腎静脈（矢印）の前面の剥離は硬性鏡では直視下に行うことは困難である。

9 腎動脈剥離

　腎動脈周囲の剥離は，下大静脈の右側において下大静脈と腎静脈との間にどのような組織も一切残存しないようになるまで慎重に行う必要があり，可能な限りクリッピングしておく。腎茎部頭側において腎被膜が一部露出するまで下大静脈との間の組織を切離するが，腎上極や副腎までは露出する必要はない（ 図9 ）。腎茎部尾側でも腎被膜を露出させるが，ここでも腎下極までは不要である（ 図10 ）。

図8 動静脈間の剥離
右腎静脈の尾側裏面での剥離操作で，腎動脈（矢印）と腎静脈間に豊富なリンパ組織が存在する。

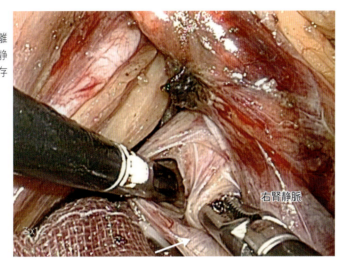

図9 腎静脈頭側の剥離範囲
右腎静脈の頭側での剥離操作では，上極側の腎実質（矢印）が一部露出する程度の剥離を行う。

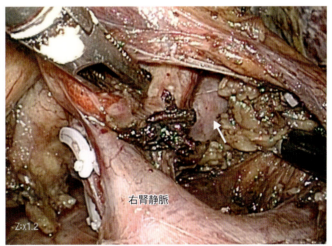

図10 腎静脈尾側の剥離範囲
右腎静脈の尾側での剥離操作では，下極側の腎実質（矢印）が一部露出する程度の剥離を行う。

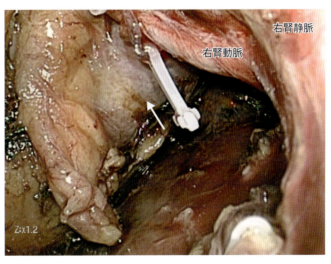

10 尿管剥離

　上部尿管の剥離は下大静脈との間のみ行い，尿管への血流が保たれるように留意する（**図11**）。

DO NOT

初期の症例で，Gerota筋膜と腎周囲脂肪織を全周性に剥離したため腎自体の可動性が過剰になり腎固定術を要したことを経験した。腎茎部周囲の剥離範囲は限局的なものに止めておくべきである（**図12**）。

図11 尿管の剥離範囲
上部尿管の剥離操作では，下大静脈との間は尿管（矢印）を剥離するが，腎との間は行う必要はない。

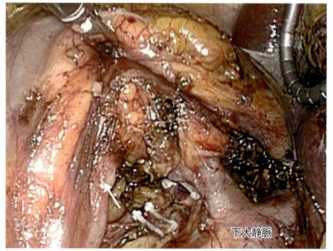

下大静脈

図12 初期の左側症例
左腎全体に腎実質を露出したため非吸収糸での腎固定術が必要であった。

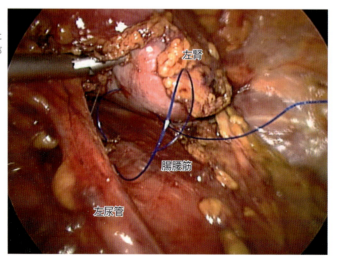

左腎

腸腰筋

左尿管

11 ドレーン留置

腎茎部血管が完全に周囲から剥離・露出され，尿道留置カテーテルからの尿が透明化したことが確認されたら，最後に術野へのリンパ液の積極的な流出がないことや腎自体への血流が保たれていることを確認し，5mm径の持続吸引式ドレーンを留置して手術を終了する。

術後管理

本手術は他の腹腔鏡手術と比べても皮膚切開創や剥離範囲から考え侵襲性は低いものであり，術翌日から積極的に離床を勧め，経口摂取も普通食を再開できる。ドレーン排液の性状の観察は重要であり，通常術後3日以内に抜去可能となるが，乳糜腹水が続く場合は早期に再手術を考慮する必要がある。著者の再手術の経験からリンパ液の漏出部は肉眼的に確認可能であるので，クリッピングないしバイポーラによる焼灼を追加する。本手術の成功の確認は手術中に乳糜尿が消失することで可能であるが，乳糜尿の再発の経験例では，腎茎部周囲に軽度の剥離不十分な部位があったため残存組織を剥離・切離することで治癒した。

腎茎部血管の血流を阻害することなく，腎盂および尿管を損傷することなく腎門部を完全に周囲組織から剥離・露出することが本手術の成功の鍵である。

文献

1) Zang Y, Zeng J, et al: Surgical management of intractable chyluria: a comparison of retroperitoneoscopy with open surgery. Urol Int 2012; 89: 222-6.
2) Zang XU, Zhu QG, et al: Renal pedicle lymphatic disconnection for chyluria via retroperitoneoscopy and open surgery: report of 53 cases with follow up. J Urol 2005; 174: 1828-31.
3) 監修 藤澤正人, 編著 川端　岳, 武中　篤, 田中一志: 乳糜尿症に対する腹腔鏡下腎門部リンパ管遮断術. 腹腔鏡手術スキルアップシリーズ 腎泌尿器 症例から学ぶ術者のための実践手術手技, ベクトル・コア，2011, p202-9.
4) Zhang CJ, Chen RF, et al: Comparison of two approaches to retroperitoneoscopic renal pedicle lymphatic disconnection for chyluria. J Endourol 2011; 25: 1161-5.
5) Zhang T, Wang J, et al: It is unnecessary to completely mobilize the kidney in retroperitoneoscopic renal pedicle lymphatic disconnection for intractable chyluria. Int Urol Nephrol 2016; 48: 1565-9.

Ⅳ

前立腺・膀胱の手術

腹腔鏡下前立腺全摘除術

宮崎大学医学部発達泌尿生殖医学講座泌尿器科学分野准教授 **向井尚一郎**
宮崎大学医学部発達泌尿生殖医学講座泌尿器科学分野助教 **髙森大樹**
宮崎大学医学部発達泌尿生殖医学講座泌尿器科学分野教授 **賀本敏行**

腹腔鏡下前立腺全摘除術が確立され日本に導入された当初は，経腹膜到達法（Montsouris法）が主体であったが[1]，現在では後腹膜到達法による順行性剥離を行っている施設が多いと思われる。本項では同術式（後腹膜到達法による順行性前立腺摘除術）について解説する。

術前処置

他の術式（開腹，ロボット補助下など）同様，本手術では尿路を体腔内で開放するため，術前に尿路感染を除外しておくことは必須である。また術中に，頻度は非常にまれながら，尿道狭窄や膀胱腫瘍に遭遇することがある。前立腺の肥大形態（膀胱への突出の程度）を把握しておく意味からも，術前に膀胱尿道ファイバーを行っておくことをオプションとして提示させていただく。自己血の準備は，術者の技量などを考慮して適宜検討する。

本手術は症例により非常に狭い閉鎖空間での操作を余儀なくされることがある。このため，容積が非常に大きな前立腺では，術視野の確保が困難となることを想定し，前立腺の縮小を目的としたneoadjuvant療法を考慮することがある。

近年，術前の腸管処理については，enhanced recovery after surgery（ERAS）プロトコールなど周術期の飲食制限時間の短縮，術前脱水に対する過剰な術中補液の回避を目的として，下剤や浣腸を行わない傾向にあると思われる[2]。一方で，0.3〜1%の頻度ながら最も回避したい合併症の1つである直腸損傷を生じた際には，即時縫合閉鎖のために消化管の術前処置は必須である[3]。意見が分かれるところであるが，われわれは現在も後者の方針（消化管処置を行う方針）を選択している。

手術のアウトライン

1 体位
2 トロカー設置
3 Retius腔の展開
4 内骨盤筋膜の切開
5 近位バンチング
6 前立腺膀胱移行部の確認
7 前立腺膀胱移行部の切開，内尿道口離断
8 尿道後面の切開と剥離
9 Denonvilliers筋膜の切開
10 lateral pedicles（with NVB）の切離
11 神経温存
12 DVC処理・尿道切開，離断
13 前立腺の摘出
14 後壁補強
15 尿道膀胱吻合

手術手技

1 体位

　軽度開脚した仰臥位で行う。低砕石位の報告もあるが，開脚の目的は術中のブジー操作と必要に応じた直腸診，会陰圧迫などであり，開脚のみで十分と考える。両側の上肢は体幹に沿わせた状態で，消毒野と少し距離を保ち固定する。頭低位にすることは通常ないが，術中に腹膜損傷を生じた際には，まれに術式を経腹膜到達法へ切りかえる可能性もあるため，Trendelenburg位へ変更する可能性と対応についてスタッフに周知しておくか，あらかじめ専用の固定を行っておいてもよい。

　一般的には術者が患者の左側に立ち，第一助手がその対面，第一助手の後方（患者の頭側）にスコピストが位置する。カメラモニターは患者の尾側正中に配置し，全員が同じモニターを共有する（図1）。

　尿道カテーテルは清潔野で留置する。

図1 体位およびカメラモニターの配置

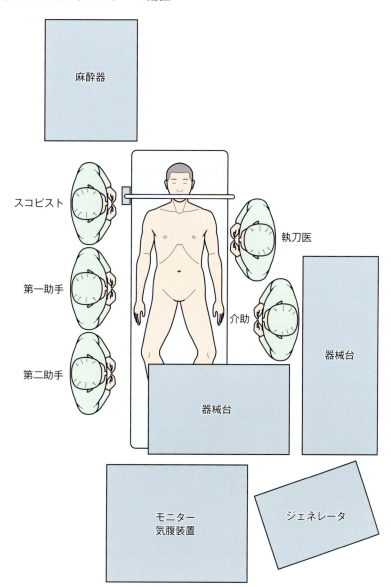

2 トロカー設置

　トロカー設置位置については，報告，術書により異なるが，われわれは 図2 のような配置で行っている[4,5]。まず臍下約2cmの正中に皮膚切開を置き，腹直筋筋膜を切開する。その後白線から後腹膜腔に到達するのが理想だが，左右にそれた場合には筋層を外側によけて，後鞘もしくはtransversalis fasciaを切開して到達する。しかしながら，腹膜を損傷しないように腹直筋筋膜後鞘のみを切開することは困難な場合が多い。このような場合には，進行方向をやや尾側に修正し，transversalis fasciaの位置で後腹膜腔に到達（必要であればその後に後鞘を切開）してもよいと思われる（ 図3 ）。その後，指を用いてスペースを確保した後，バルーンダイセクターにてRetzius腔を展開・拡張する。この際にバルーンの内部から正しい層（transversalis fasciaを腹壁側に付ける層）に到達できているか観察

図2 トロカー設置位置

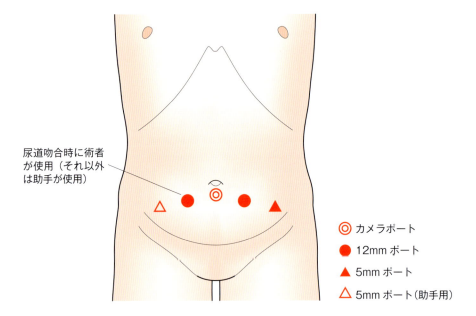

尿道吻合時に術者が使用（それ以外は助手が使用）

◎ カメラポート
● 12mm ポート
▲ 5mm ポート
△ 5mm ポート（助手用）

図3 後腹膜腔への到達
腹直筋筋膜後鞘を回避するように尾側へ進行方向を修正してもよい。

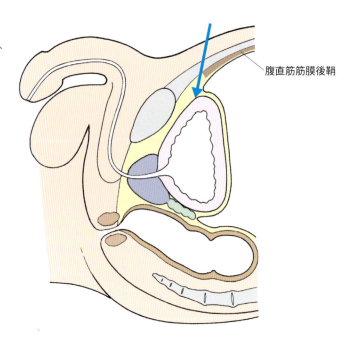

腹直筋筋膜後鞘

を行う。また，皮下脂肪が厚く十分な視野が確保できないなどの理由で，腹直筋筋膜の切開が不十分な場合，異なる層でバルーンを拡張してしまうケースがまれにある。腹直筋筋膜の確実な切開のために筋膜にあらかじめ支持糸をかけ，牽引しながら切開・確認するなど工夫してもよいと思われる。また，後腹膜腔を展開する際に，その後トロカー設置を予定している部位の腹膜を腹壁からしっかりと剥離しておくことも（腹膜損傷を回避する観点から）重要である。カメラトロカーを設置し，気腹を開始した後，内視鏡で確認しながら残りのトロカーを設置する。

　穿刺部は下腹壁動静脈の損傷に注意する。また必要に応じて対側から助手が適宜腹膜の剥離を追加したり受動するなど，より安全に設置するためのサポートが必要である。

　カメラポート設置時の腹膜損傷に対しては，その時点で損傷部を修復することで対応可能であるが，気腹後に小さな損傷が判明した場合にチェックバルブ様に腹腔内が気腹され，以降の手術操作に支障をきたすことがある。この際は逆に腹膜を切開したり，経腹膜アプローチに切り替えるなどの対応が必要と思われる。

3 Retius腔の展開

　正中で恥骨が視覚的な基準（ランドマーク）となる。膀胱を剥離方向と対側下方にカウンタートラクションをかけ，気腹により疎になった結合組織を切離しながら剥離する。内骨盤筋膜を明らかにし，両側の外腸骨血管（と閉鎖神経）の周囲を展開して位置を把握する。前立腺周囲では，内骨盤筋膜の表面をしっかりと露出させ，恥骨前立腺靱帯が確認できるよう丁寧に脂肪組織を取り除いておくことが望ましい（図4）。また，dorsal vein complex（DVC）からのsuperficial branchを確認できれば，シーリングデバイスなどを用いて離断しておく（図5）。

4 内骨盤筋膜の切開

　対側からの鉗子で前立腺を中央側に圧排し，カウンタートラクションをかけ，内側内骨盤筋膜の折り返しを目安に切開する。神経温存時などlevator fasciaを温存する場合には，内骨盤筋膜を薄く切開し（もしくはメリーランド鉗子で鈍的に開き），levator fasciaとlat-

図4 Retzius腔の展開
前立腺周囲の脂肪を丁寧に除去し内骨盤筋膜を露出させる。

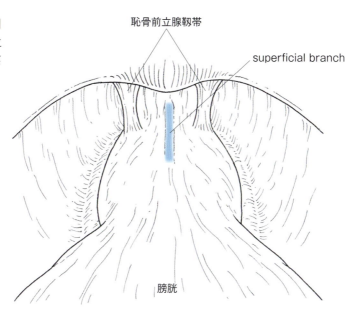

恥骨前立腺靱帯

superficial branch

膀胱

eral pelvic fasciaの間に入り，鈍的に剥離する。内骨盤筋膜の切開は膀胱側に延長し，直腸前脂肪を透見できるようにしておく（ 図5 ）。前立腺の前面（DVC側）に向けてlevator fascia（腸骨尾骨筋の筋膜）を剥離するが，次に現れる肛門挙筋群の1つである恥骨尾骨筋は前立腺に直接付着しており，同じ層での剥離は困難である[6]。従ってわれわれはその部位に関しては扇状に見えるlevator fasciaを切開し，その奥にある恥骨尾骨筋を，シーリングデバイスを併用して前立腺から切離している（ 図6 ）。

恥骨尾骨筋が尿禁制に関与するかについての明確な結論はないが，いわゆるcoldの操作で切離する場合は，症例により出血をきたす場合があり，結紮や最小限度の止血用デバイスの併用が望ましい。またこの部位（恥骨尾骨筋を温存した状態）での遠位バンチングは，収束する組織が多く，尿道側面がこの時点では明らかではないため運針が不確実であり推奨しない。

われわれの施設では，前立腺の前側面に癌の存在が予想される場合には，患側の内側内骨盤筋膜の折り返しの外側を切開し，levator fasciaを前立腺側に付ける形で剥離することも考慮する。この際は直接肛門挙筋を（前立腺側に付いたlevator fasciaから）剥離するが，筋組織の剥離が不十分な場合，前立腺尖部の形態を正確に認識できないことがあるので注意を要する。

図5 内骨盤筋膜の切開

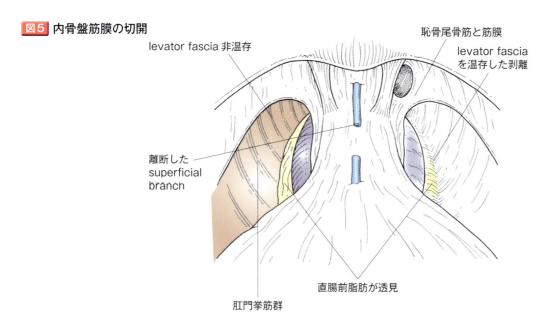

levator fascia 非温存

恥骨尾骨筋と筋膜

levator fascia
を温存した剥離

離断した
superficial
branch

直腸前脂肪が透見

肛門挙筋群

図6 恥骨尾骨筋の切離

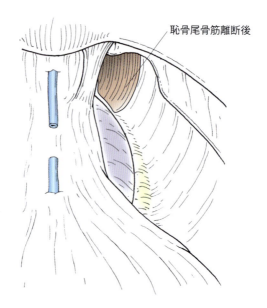

恥骨尾骨筋離断後

5 近位側バンチング

　遠位側バンチングはこの時点では行わず，近位側のバンチングを2-0合成吸収糸（弱彎針）を用いて行っている。通常のバンチングと同様に，前操作で切開した内骨盤筋膜の一側の切開縁から対側へ運針し，中央に引き寄せるように結紮する。止血縫合としての意味は少なく必須ではないが，この操作を行うことにより前立腺の輪郭が明らかとなり，次のステップで切開する前立腺膀胱移行部がわかりやすくなる（図7）（さらに近位の膀胱上にも追加しておくとより境界がわかりやすくなり，その結紮糸を膀胱の牽引に使用できるとの報告もある）。

6 前立腺膀胱移行部の確認

　このステップは，開放手術のように直接触れて確認できないため難易度が高い。視覚的に認識するためには，前述のようにこれまでのステップ（近位側バンチング，内骨盤筋膜の膀胱側への十分な切開）で可能な限り前立腺や膀胱の位置関係を認識しやすくしておくことが重要である。また，間接的な触覚ではあるが，両側から挿入した鉗子などで前立腺や膀胱を挟み込むように把持すると，ある程度の硬さの違いを認識できる[7]。

　バルーンカテーテルのカフを利用した切開部位の想定については以前から議論があるが，前立腺の膀胱内突出の程度や膀胱表面の脂肪組織の量によっては，切開部位の誤認識を招く危険性もあり，あくまで大まかな目安と考えるべきかもしれない。

　また，経尿道的前立腺切除術（transurethral resection of prostate；TURP）やホルミウムレーザー前立腺核出術（holmium laser enuclation of the prostate；HoLEP）などの既往がある患者では，経直腸エコーによるナビゲーションも有用である。

7 前立腺膀胱移行部の切開，内尿道口離断

　切開時に留置カテーテルのカフが切開ラインに近すぎると，周辺の筋層が引き伸ばされて薄くなり，安易に尿路が解放されてしまうことがあるので，ライン確認後はカフを少し膀胱内に押し込んでから切離を開始している。切開にはモノポーラー付きの剪刀やメリーランド鉗子，もしくは超音波凝固切開装置を用いる。助手は膀胱を頭側に軽く引き，切開部に軽い緊張がかかるようにする。

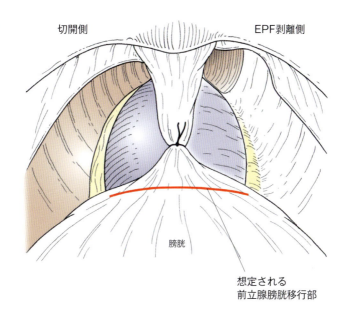

図7 近位側バンチング
近位側バンチングにより，前立腺の輪郭が明らかとなる。

切開側　　　　　　　EPF剥離側

膀胱

想定される
前立腺膀胱移行部

図8 離断のイメージ

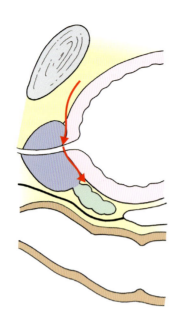

図9 尿道両側の切開

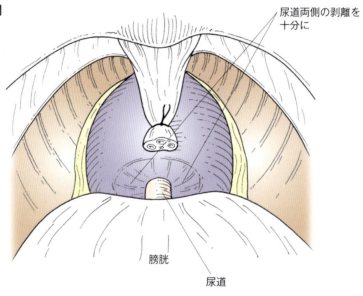

尿道両側の剝離を
十分に

膀胱

尿道

図10 尿道切開後のイメージ（中葉肥大あり）

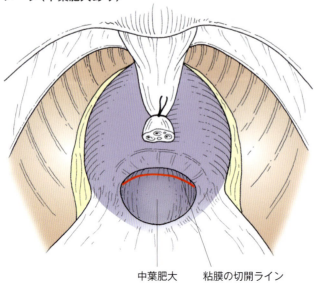

中葉肥大　　粘膜の切開ライン

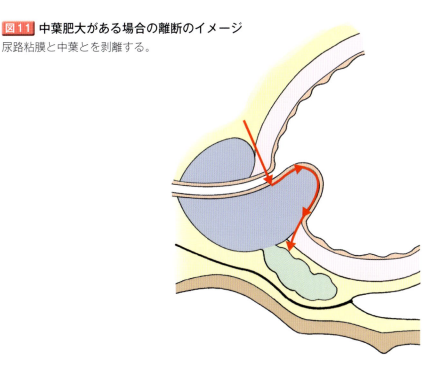

図11 中葉肥大がある場合の離断のイメージ
尿路粘膜と中葉とを剥離する。

前立腺に覆いかぶさるように付着する膀胱の筋組織を12時方向から切開し，切離ラインを確認しながら左右に切開を広げる（**図8**）。切開方向に垂直に走行する（筋）組織を認識しながら切開するため，良い視野を保つ目的で止血はできるだけこまめに行う。開放手術でいわゆるpeelingを行うように，3-12-9時方向の切離をまんべんなく行い，切開する部位が限局しないよう心がける（途中からは正中の内尿道口を意識し，両外側の切開を主体に進める）。正確なラインで切開できるとわずかに筋組織が付着した前立腺の輪郭を確認できる。もし，術前から膀胱頸部側に癌の存在が予想される場合や，切開中に癌の存在が疑われる場合には適宜切除ラインを修正する。慎重に切離を進め，膀胱頸部(内尿道口)に位置が明らかになれば尿路を開放してもよいが，尿道の両側の切開を進めておくと，その後に行う尿道後面の切開を正確に行いやすい（**図9**）。尿道両側の切開は，前述の内骨盤筋膜の切開で直腸前脂肪が確認できているとこれが直腸側のランドマークとなるため，不用意に深く切り込みすぎる可能性は低くなる。

尿路を開放する前に，バルーンカテーテルのカフを抜きブジーを準備しておく。尿道の3-12-9時を切開し，尿路を開放。切開した部位が内尿道口付近であることを確認する。通常は尿管口を確認しにくいことが多いが，切開が膀胱寄りになっている場合には，必ずインジゴカルミンの静注などを行い両側の尿管口を確認しておく。次に3-12-9時の切開線をつなぐように3-6-9時方向の尿道粘膜を切開するが，その前に尿道の両側からのアプローチで尿道後面をある程度剥離し尿道全周の輪郭を明瞭にしておくと，尿道をほぼ垂直に離断でき，内尿道口の形態を温存できる。

中葉肥大がある場合には，本来の切開ラインで粘膜のみを切開し，粘膜と中葉組織を剥離して離断する。必要があれば，適宜余剰粘膜のトリミングや，膀胱壁の補強を追加する。この場合，両側の尿管口は確認しておいたほうがよい（**図10，11**）。

8 尿道後面の切開と剥離

尿道離断後，膀胱壁や前立腺に切り込まないよう正確に，後面の組織の切開を行う（**図8**）。この時点で，助手が尿道ブジーを挿入し，前立腺を腹側に軽く持ち上げ(バルー

ンカテーテルの先端を持ち上げてもよい），術者も膀胱頸部を軽く頭側に引いてカウンタートラクションをかけると，切開ラインが浮き上がり把握しやすい。また，前のステップで行っていた尿道両外側の膀胱頸部切開が十分に行われているとさらにわかりやすく，直腸前脂肪はこのステップにおいても直腸側のランドマークとなる。

正確なラインで筋層の切離が終了すると，精嚢，精管膨大部を覆う膜状の結合組織の層（retrotrigonal layer, vesicoprostatic muscle もしくは posterior prostatic fascia/seminal vesicle fascia の前葉，ventral detrusor apron の後方部分などの名称で報告されている）が出現する[8~10]。ここを切開すると精管膨大部，精嚢が確認できる。通常は，まず正中側で両側の精管をある程度剥離し，シーリングデバイスにて切断する。精管の断端を把持しながらその両外側で精嚢を確認し，剥離する。精嚢尖部や精嚢周辺には複数の動脈を含む血管が存在しており，止血を行いながら丁寧に切離する。神経温存術を行う場合には，両外側から流入する血管に対してはクリップなどで対応する。

次のステップに移行する前に，精嚢の両外側の血管束の切離を基部付近までしっかり行っておくと，Denonvilliers筋膜の切開の際に精嚢と精管が十分に腹壁側に十分に挙上でき，正確な切開ラインを確認しやすくなる。

9 Denonvilliers筋膜の切開

Denonvilliers筋膜の明確な構造についての結論は出ていないが，剥離ラインとして，①最も前立腺に近い層：神経温存症例，②Denonvilliers筋膜を不完全に切開し，その間に入って剥離する層：神経非温存，低〜中リスク症例など，③Denonvilliers筋膜を完全切開し，直腸前脂肪，筋層を露出させる層：ハイリスク症例に対する拡大切除など，に大きく分けられると思われる[8~10]（図12）。一般に頻度が高いのは②と思われるため，まずこの術式から解説する。

助手が両側の精嚢，精管を助手の腸鉗子などを用いて把持し，腹側に挙上，Denonvilliers筋膜は軽く直腸側にカウンタートラクションをかけた状態で，精嚢基部（Denonvilliers筋膜付着部）の2〜3mm直腸側で同筋膜を切開する。われわれは，モノポーラ付きの剪刀を用い，同筋膜の表層を凝固させるように不完全に横切開し，切開部をメリーランド鉗子や吸引管を用いて鈍的に開くと，直腸前脂肪の表面を薄いDenonvilliers筋膜が覆った層（Denonvilliers筋膜内の剥離ライン，図13）に到達できる。この層の正中は，前立腺尖部まで鈍的に，容易に剥離可能である。

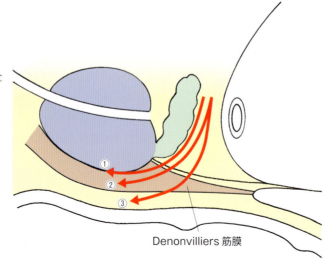

図12 Denonvilliers 筋膜と切開ライン
①最も前立腺に近い層
②Denonvilliers筋膜内の層
③Denonvilliers筋膜を完全切開する剥離層

Denonvilliers 筋膜

Clinical T3の症例に対する拡大切除の際には，十分な切除マージンを確保するために，Denonvilliers筋膜を完全に切開し，直腸前脂肪，直腸筋層を露出させる②の層で剥離を進める。切開は同様の部位で行うが，②の場合と異なり，その後の鈍的剥離操作を層の正中のみで安易に尖部方向に進めると，腹腔鏡鉗子では 図14 のように直線的なアプローチとなるため，前立腺の挙上が不十分な場合，前立腺尖部付近では鉗子先端の力が剥離方向より直腸側に強く加わる。③の剥離層では直腸壁を保護する構造物がなにもないことから，より慎重な操作が望ましい。1つの対策として，正中の剥離と両側のlateral pedicles（with NVB）の切離を交互に進め，全体として前立腺を腹壁側にしっかり挙上させながら，剥離ラインを確認するほうがより安全と思われる。

図13 図12 のDenonvilliers筋膜内の剥離ライン（②の剥離ライン）

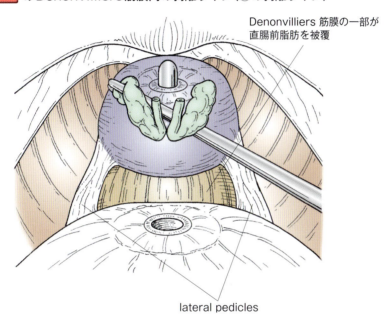

Denonvilliers 筋膜の一部が
直腸前脂肪を被覆

lateral pedicles

図14 腹腔鏡鉗子による直線的アプローチ

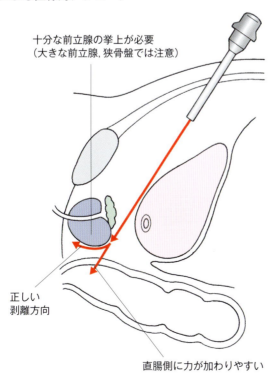

十分な前立腺の挙上が必要
（大きな前立腺，狭骨盤では注意）

正しい
剥離方向

直腸側に力が加わりやすい

10 lateral pedicles(with NVB)の切離

　神経温存を行わない場合は，神経血管束(neurovascular bundle：NVB)の外側が切離ラインとなる。これまのステップで，前立腺後面正中の剥離と前立腺外側面の展開が十分に行われていれば，この2つの空間の間にある組織が切離する組織であり，前立腺を腹壁側に挙上してトラクションをかけ，外側面からNVBを確認してラインを定め，シーリングデバイスなどを用いて切離する。前に確認した直腸前脂肪は，この際も良いランドマークとなる。われわれは，切離すべきlateral pedicleが厚い場合は(直腸損傷を防ぐうえから)，メリーランド鉗子などで何層かに剥離し，外側から切離している。また，術者が前立腺を挙上させる場合には，助手がDenonvilliers筋膜に覆われた直腸(もしくは直腸)を吸引管や腸鉗子で(愛護的に)軽く直腸側に引き下げて，シーリングデバイスを使用する(デバイスで直腸を挟み込まないよう少しでも意識する)とより安全に行えると思われる。尖部では，側面からの視野も利用し尿道近くまで可能な限り切離しておく。この際，対側から剥離側の前立腺の外側の組織を軽く把持し，対側腹壁側に引き上げると，尖部の観察と切離が容易となる。

11 神経温存

　前述のように，内側内骨盤筋膜の折り返しを切開し，levator fasciaを温存しておくとNVBの確認が容易となり，膜構造も理解しやすい(前立腺側にlevator fasciaが被っていない状態となる)。その後の操作は非温存術式と同様であるが，尿道後面の剥離に進むあたりから注意する。

　順行性に行う場合，まず(神経温存側の)精嚢外側の剥離を精嚢ぎりぎりのラインで行い(**図15**)，血管処理はクリップを使用する。基部まで剥離を進め，精嚢と精管を挙上した後，Denonvilliers筋膜の切開を最小限にとどめ，鉗子などで鈍的に前立腺に最も近い層に入り，そのラインで正中を展開する。容易に尖部までは展開しない場合があるので，無理をせず両外側の剥離を並行して(正中と側方の剥離を)交互に進めていく。正中の層からそのまま外側に鈍的剥離を進め，前立腺とNVBの間の切開ラインを確認し，神経温存側のNVBから前立腺に流入する血管束にクリップをかけ，cold knifeで切断する(この過程でlateral pelvic fasciaも切開する)。この操作を繰り返しながら尖部まで剥離する。

図15 神経温存および非温存の場合の剥離ライン

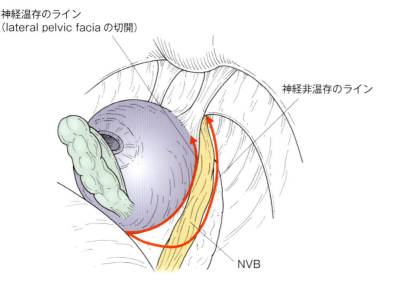

神経温存のライン
(lateral pelvic facia の切開)

神経非温存のライン

NVB

対側を温存しない場合には前立腺の後面で剥離ラインを修正する。その後尿道周囲を剥離する際も，温存したNVBをよく確認し，尿道側方の剥離は慎重に行う。止血はクリップまたは，必要最小限度のバイポーラで対応する（フィブリンシートを貼付してもよい）。

12 DVC処理・尿道切開，離断

内骨盤筋膜の切開，肛門挙筋群の剥離が十分に行えていると，尖部の剥離面から尿道の両外側面を認識できるので，尿道直上の運針すべき位置を確認しておく。運針前にカテーテルもしくは金属ブジーを尿道内に留置しておく（カテーテルを利用する場合は，運針後にカテーテル可動性を観察するなど，カテーテルそのものに刺入していないか確認する）。われわれは弱彎の2-0合成吸収糸を使用している。恥骨前立腺靱帯（pubo-prostatic liga-ments；PPL）を温存すべきかについては意見が分かれる。温存しない場合はこの時点でPPLを切断するが，後下方に位置する血管を損傷しないよう注意する（われわれは骨盤壁側で切離している）。温存する場合には，PPLを避けるように運針（正中：両側PPLの間から行う場合と側方から行う方法がある。また支障をきたさないと判断される場合にはPPLごと結紮する報告もある）し，正中または側方で結紮する[7]。腹腔鏡手術における尿道直上の運針は，開放手術と比較して視野もよく，より遠位に正確に刺入することができる。しかしながら結紮は，遠位で行うこと困難な場合が多く，やや頭側になりがちである。この場合は開放手術同様前立腺を頭側直腸側に助手が引くことで，ある程度遠位で結紮できる。

背側静脈束（dorsal vein complex；DVC）の切断は，遠位バンチング糸の結紮より数mm頭側から開始する。われわれは術者が前立腺を把持し頭側直腸側に軽く引きながら，モノポーラ付きの剪刀を用いて切開している（助手が吸引）。前述の理由で，開始点はかなり頭側になることがあり，その場合はまずDVCのみを切断し，前立腺の表面をなぞるように尾側に切開を進める。この際前立腺側に切り込まないよう正面の視野のみではなく，必要に応じて側面からも観察する（図16）。前立腺–尿道移行部近くに到達したら，切開方向を直腸側に修正する。尿道前面が確認できたら，尿道の両外側の組織（lateral pel-vic fasciaやNVBの一部）を離断し，尿道の輪郭をより明らかにする（図17）。前立腺尖部に明らかな癌の病巣がなければ，尿道長を確保し尿道–膀胱吻合をより容易に行うため

図16 DVC切断位置

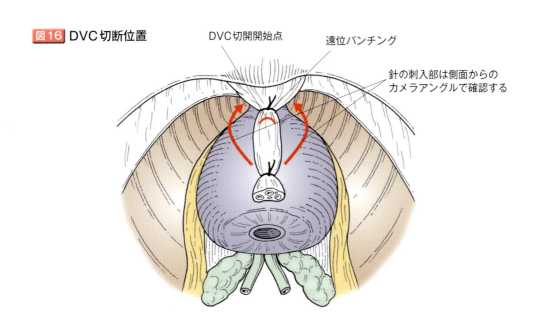

DVC切開開始点　遠位バンチング

針の刺入部は側面からのカメラアングルで確認する

図17 DVC切断後

尿道

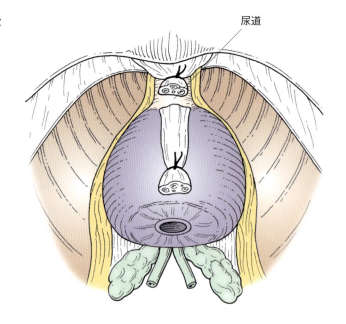

に，尿道を前立腺との境界の位置（より前立腺側の位置）で尿道を離断する。尿道離断後，Denonvilliers筋膜の一部と尿道直腸筋を切離して前立腺を摘出するが，尿道背側の前立腺組織が突出していることがあるので注意する。また，この操作では助手の鉗子をすでに剥離された前立腺後面に挿入し，シャフトで腹壁側に前立腺を持ち上げると切開部に緊張がかかり，正確な切離ラインを確認しやすい。

DVC切断時の出血に対しては，①気腹圧を2〜3mmHg程度上げる，②金属ブジーを腹壁側に挙上しDVCを圧排する，③バンチング糸を損傷しないようバイポーラーで止血する，などの方法で対処しながら（不完全でもよいので），速やかに尿道前面に到達し，その後必要があれば縫合（バンチング同様にDVC切断面をやや外側から左右にZまたはマットレス縫合）を追加する。

13 前立腺の摘出

止血操作を行い，直腸損傷（必要あれば直腸診まで行う）の有無などを確認し，カメラポートから組織収納用のパウチを挿入し前立腺を摘出する。その後気腹を再開する。

14 後壁補強

Rocco法による後壁補強が尿禁制の改善に寄与するかについての結論は出ていないが，膀胱頸部と尿道の吻合にかかる緊張を軽減する作用を考慮し，行っている。膀胱側のDenonvilliers筋膜の断端と尿道後面の尿道直腸筋を含む領域を3-0 V-Loc™を用いて，（縦方向に）連続縫合する。

15 尿道膀胱吻合

膀胱頸部の縫縮が必要な場合は，12時方向が容易であり，開口部を左右に結紮縫合し，調整する。

腹腔鏡下の尿道膀胱吻合は，技術的に吻合面に対し垂直に運針する点での難易度が高い。また，技術面の難易度軽減目的や，吻合部の合併症を予防するために，各施設，術者により，①連続縫合もしくは結紮縫合か，②針の種類，③糸の種類，長さ，などさまざまな工

夫が試みられている。われわれは，5/8彎曲の3-0モノフィラメント糸2本をそれぞれ17cmの長さになるように調節し，端を結紮(7回以上)し結紮部の端側にラプラタイ®をストッパーとして装填したもの（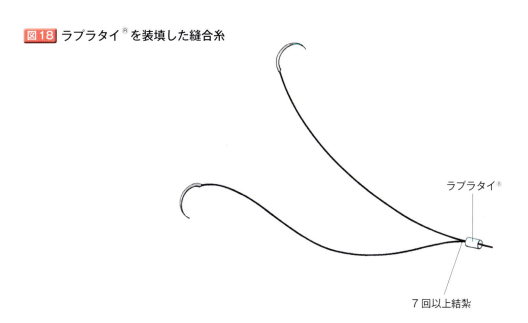図18）を用いて，連続縫合を行っている。連続縫合を行うのは手術時間の短縮，watertightな吻合が比較的容易であることが理由である。またモノフィラメント糸は滑りやすく糸のたるみの修正が容易であり連続縫合に適している。針に関しては，初心者では，やや太いものの，より深く組織に運針できる(尿禁制への影響も考慮すべきながら)5/8彎曲針を使用，経験者はSH2などを使用している。

　この吻合の流れについて解説するが，吻合部の位置を便宜上時計に準じて図19のように定義する。尿道に溝付きの金属ブジーを挿入し，膀胱側5時または7時の内→外の運針から開始する。尿道側は同じ位置(5時または7時)に内→外で運針する。両側(5時と7時)の運針が終了したら，いったん糸を手繰りよせ，6時方向の吻合がプレート状にしっかり形成されているか確認し，ここでラプラタイ®を装填する。続いて，右側は4時，3時，2時，左側は8時，9時，10時まで運針する。ここで再度縫合糸を手繰り，ラプラタイ®を装填，金属ブジーを抜去し，最終留置用のバルーンカテーテル(18Fr)をゆっくり膀胱内まで(12時方向の開放部よりカメラで確認しながら)挿入する。6時方向のプレート形成が確実で

図18 ラプラタイ®を装填した縫合糸

ラプラタイ®

7回以上結紮

図19 時計に見立てた吻合部の位置

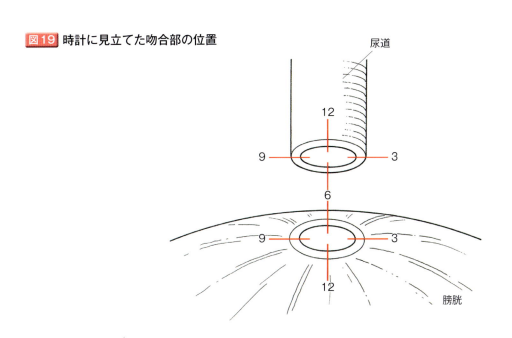

尿道

膀胱

あれば，そのまま挿入可能であるが，困難な場合には適宜スタイレットを使用する。抜去しないようにカフを膨らませてもよいが，運針の際に損傷しないよう膀胱側に押し込み，できれば助手（もしくは第2助手）が外尿道口部で把持しておく。次に（12時に近い）1時と11時の運針を行い，われわれは右の尿道側に出ている糸を 図20 のように膀胱頸部12時に運針し，最終的な結紮を行っている。12時方向の閉鎖が不完全な場合には，内部のカテーテルに注意して，浅めに結紮縫合を適宜追加する。カフを膨らませ，頸部付近にカフがくるように位置を調整（牽引は行わない）する（縫合糸の絡まりなどを考慮して，カテーテルの可動性も確認しておく）。膀胱内に生理食塩水を100mL程度注入し，漏出がなく，回収可能であることを確認する。血尿が強い場合には，洗浄し程度を確認しておく（必要あれば3wayカテーテルへの変更や，出血源の確認が必要か判断する）。

　本方式における運針の際の持針器の使い方は，5-3時は右手順手，3-1時は左手逆手，7-9時は左手順手，9-11時は右手逆手で行っている。他の留意点として，5/8彎曲針を使用する場合には特に運針した針を引き抜く際に，組織を損傷しないよう（できるだけ針の彎曲に従って，針を回転させるようなイメージで引き抜こう）注意している。また縫合の際には術者は患者の両側のトロカーを使用するが，未使用のトロカーからは適宜助手が吸引，術野の確保などのサポートを行うことが重要である。

　吻合終了後，前壁補強を行う場合はこのタイミングで行い，術野の確認とドレーンの設置を行う。リークテストやリンパ節郭清の結果や状況に応じて，閉鎖式の持続吸引型ドレーンを1本もしくは2本，尿道膀胱吻合部付近に先端がくるように留置している。

図20 運針のイメージ

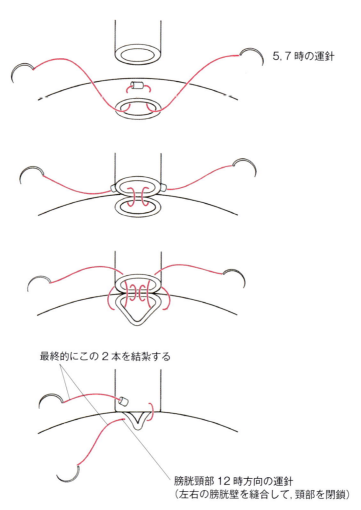

5,7時の運針

最終的にこの2本を結紮する

膀胱頸部12時方向の運針
（左右の膀胱壁を縫合して，頸部を閉鎖）

トラブルシューティング～直腸損傷

　術前処置の項で述べたように，頻度はまれながら最も回避したい合併症の1つである。術中に直腸損傷をきたした際には，まず損傷部を正確に認識し（損傷部がわかりにくい場合には，直腸診や術野に生理食塩水を満たし直腸側からカテーテルなどで空気を注入するなどして，損傷部位を慎重に確認する），次にその後の操作により損傷部が拡大しないよう注意しながら，可能な限り速やかに前立腺の摘除を優先して行う。その後操作スペースと止血による良好な視野を十分に確保し，便による創の汚染がなければ，腹腔鏡下に縫合閉鎖を試みる。われわれは3-0合成吸収糸を用いて，2層縫合している。損傷部の修復後は，watertightな膀胱尿道吻合，可能であれば後壁補強を行い，損傷部に先端がくるようにドレーンを1本追加設置する。数日のみ減圧目的の直腸内ドレーン（rectal tube）もオプションとして考慮する。術後約1週間は絶食で管理し，食事開始後に炎症所見がなく，排便と排ガスが確認できればドレーン抜去を検討する。また，尿の浸潤を考慮し，尿道カテーテルも長めに（できればドレーン抜去直前まで）設置している。また，損傷部の汚染が強い場合や損傷が大きい場合には，消化器外科医と人工肛門造設の適応について検討すべきである。

　一方，術後に瘻孔形成が確認された場合には，早期であれば，①絶食＋ドレナージ，②人工肛門造設による自然閉鎖を試みるが，成功率は低い。尿路－直腸間に完全に瘻孔が形成された場合は，人工肛門を造設，尿道バルーンもしくは膀胱瘻で排尿と排便を一定期間管理し，待機的に修復術を計画する。感染症があればこの間に十分な治療を行う。修復方法としては，経会陰的アプローチ，経仙骨±経直腸アプローチによる開放手術の報告が多い[11]。また近年，金平らが直腸鏡下の瘻孔閉鎖術による良好な成績を報告している[12]。現在のところ，技術的観点から術者が報告者らに限られるが，これまでに報告されてきた修復方法のなかでは最も低侵襲な術式であり，成功率も高く，今後強く期待される手術と考えている。

文献

1）　Touijer AK, Guillonneau S: Laparoscopic radical prostatectomy. Urol Oncol 2004; 22: 133-8.
2）　八木真由, 林 夏穂, ほか: 前立腺全摘除術における術後回復能力強化プログラム（ERAS®）の導入. 泌尿器外科 2015; 28（2）, 235-40.
3）　米山高弘, 大山 力: 前立腺全摘除術における直腸損傷への対処法－RARPにおける対処法を含めて－. 泌尿器外科2014; 27（9）, 1479-82.
4）　羽渕友則:【内視鏡外科手術―合併症を起こさない手技と工夫】後腹膜到達による鏡視下前立腺全摘除術. 手術 2007; 61: 1275-82.
5）　寺地敏郎: 前立腺全摘除術: 腹膜外到達法. 泌尿器腹腔鏡手術ベーシックテクニック, 吉田 修, 塚本泰司, ほか編, メジカルビュー社, 東京, 2007, p289-301.
6）　川島清隆: 根治性向上を目指した解剖学的拡大手術の可能性について. 泌尿器外科 2011; 24（2）: 141-7.
7）　川端 岳: 前立腺の剥離: 神経温存術式（Interfascial, Partial, Extrafascial）, 腹腔鏡下前立腺全摘除術, 前立腺癌の手術, 新Urologic Surgeryシリーズ, 松田公志, 中川昌之, 冨田善彦, メジカルビュー社, 東京, 2009, p113-23.
8）　影山幸雄, 吉岡邦彦, ほか: 解剖を実践に生かす. 図解 前立腺全摘除術, 医学書院, 東京, 2013.
9）　Walz J, Burnett AL, et al: A clinical analysis of current knowledge of surgical anatomy related to optimization of cancer control and preservation of continence and erection in candidates for radical prostatectomy. Eur Urol 2010; 57: 179-92.
10）　Hinata N, Sejima T, et al: Progress in pelvic anatomy from the viewpoint of radical prostatectomy. Int J Urol 2013; 20: 260-70.
11）　小池 宏, 鳥羽智貴: 前立腺全摘術後の尿路直腸瘻. 臨床泌尿器科 2013; 67（3）: 197-205.
12）　Kanehira E, Tanida T, et al: Transanal endoscopic microsurgery for surgical repair of rectovesical fistula following radical prostatectomy. Surg Endosc 2015; 29（4）: 851-5.

腹腔鏡下膀胱全摘除術（男性）＋リンパ節郭清術

富山大学大学院医学薬学研究部腎泌尿器科学講座教授　北村　寛

　腹腔鏡下膀胱全摘除術（laparoscopic radical cystectomy；LRC）は2012年より保険収載され，一定の普及が得られている。一方で，骨盤内臓器に対する腹腔鏡手術手技は腎・副腎手術と比較してハードルが高いと考えられていることや，保険点数では開放手術のほうが有利な設定となっていることなどから，導入を見送っている施設も少なくない。しかしながら，LRCは筋層浸潤性膀胱癌に対する低侵襲手術の代表的術式として，泌尿器腹腔鏡外科医が知っておくべき手術である。本項ではその基本手技につき，解説する。

適応

　筋層浸潤性膀胱癌，BCG不応性高リスク筋層非浸潤性膀胱癌，およびその他の保存的治療ではコントロール不良な膀胱癌が適応となる。腹腔内で膀胱をハンドリングできないような巨大な腫瘍は施行困難である。

術前検査，術前準備[1]

　原則として経尿道的膀胱腫瘍切除術（transurethral resection of bladder tumor；TURBT）または経尿道的膀胱生検による腫瘍の病理組織学的診断が必要であり，男性では前立腺部尿道の生検結果により尿道温存の可否を決定する。内視鏡的に前立腺部尿道に腫瘍性病変を認めない場合は，LRC施行時に尿道断端の迅速診断を行って決定してもよい。

　手術前検査としては，CBC，生化学検査，出血凝固機能検査，血液型，感染症（HBs抗原，HCV抗体），尿沈渣，心電図，胸部X線撮影，肺機能検査といった一般的項目で十分であるが，代用膀胱造設予定の患者には動脈血ガス分析を行っておくとよい。LRCは長時間にわたって頭低位にて行われるため，緑内障や脳血管障害などの既往や合併がある患者は，関係各科（眼科，脳神経外科，神経内科など）と麻酔科を事前に受診させておく。

　小腸利用尿路再建を行う場合，筆者の施設では手術前日は低残渣食とし，夕方以降にセンノシド12mg 2錠内服および新レシカルボン坐剤®を挿肛，当日朝にも新レシカルボン坐剤®を挿肛している。以前は手術前日にマグコロールP®などによる術前腸管処置を行い，当日にグリセリン浣腸処置を行っていたが，現在その必要性は感じていない。LRCでは輸血を要する出血をきたすことはまれであり，同種血輸血や自己血輸血の準備は不要で，type and screenで十分である。

手術のアウトライン

1. 麻酔および体位
2. 皮膚切開・トロカーの設置
3. 後腹膜の切開と尿管の剥離
4. 膀胱直腸窩の処理
5. 膀胱前腔および膀胱側腔の展開
6. 内腸骨血管プレートの処理
7. 骨盤神経の処理
8. 前立腺側方・尖部とdorsal

vein complexの処理
9. 尿道の剥離および切断
10. リンパ節郭清術
　1）閉鎖リンパ節
　2）Cloquetリンパ節
　3）外腸骨リンパ節
　4）総腸骨リンパ節
　5）Marcille triangleリンパ節
　6）内腸骨リンパ節
　7）正中仙骨リンパ節
11. 尿路再建への準備

手術手技

1 麻酔および体位

　全身麻酔下で行う。硬膜外麻酔は必須ではないが，筆者の施設では原則として行っている。術者は患者の左側に，第一助手および第二助手は患者の右側に立つ。尿道を摘除しない場合は仰臥位，摘除する場合は砕石位で手術を開始する。

2 皮膚切開・トロカーの設置（図1）

　下腹部正中に4または5cmの皮膚切開を置き開腹，Alexis®ラパロスコピックシステム（スモール）のAlexis® Oウーンドプロテクター/リトラクター（図2a）を装着する。この創から前腹壁を挙上しつつ，臍上にカメラポートとしてバルーントロカーを設置する（図1①）。Alexis® Oウーンドプロテクター/リトラクターにラパロスコピックキャップ（図2b）を取り付け，気腹を開始する（通常は10mmHg）。続いて左腸骨稜から2横指程度内側に術者左手用トロカー（図1②），Alexis®ラパロスコピックキャップに術者右手用トロカー

図1 腹腔鏡下膀胱全摘除術における皮膚切開およびトロカー部位

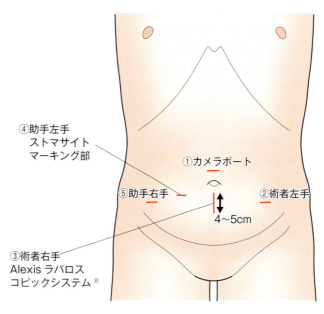

④助手左手
ストマサイト
マーキング部

①カメラポート

⑤助手右手　②術者左手

4〜5cm

③術者右手
Alexis ラパロス
コピックシステム®

（図1③），ストーマサイトマーキング部に助手左手用トロカー（図1④），右腸骨稜内側に助手右手用トロカー（図1⑤）を設置する。

トロカーのサイズは問わないが，筆者の施設では図1の③にAirSeal®用12mm，③および④に11mm，⑤に5mmトロカーを使用している。外側のトロカー（図1②および⑤）を設置する際に腸管が邪魔になることがあるので，その場合は体位をローテートしたり，癒着を剥離したりしたうえでトロカーを挿入するとよい。すべてのトロカー設置後に，体位を20°の頭低位とする。

3 後腹膜の切開と尿管の剥離

S状結腸外側の腹膜を切開し，S状結腸を脱転する。後の操作で左尿管をS状結腸背側から右側に通す際のことを考慮し，腹膜の切開は可及的頭側まで行っておいたほうが有利である。術者が自らに向かって操作することになるので，慣れないうちはこの過程のみ術者が患者の右側に移動して行うのも一考である。

助手は2本の腹腔鏡手術用腸管把持鉗子を用いてS状結腸を正中側に圧排する。左尿管を同定したら，血管テープ（10cm程度にカット）を通してヘモロック（Hem-o-lok®）でまとめ，これを把持しながら（あるいは助手に把持させながら）左尿管の剥離を行っていく（図3）。尾側は腹膜翻転部レベル，頭側は総腸骨動脈交差レベルよりやや頭側まで剥離

図2 Alexis®ラパロスコピックシステム

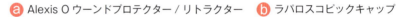
ⓐ Alexis O ウーンドプロテクター / リトラクター　ⓑ ラパロスコピックキャップ

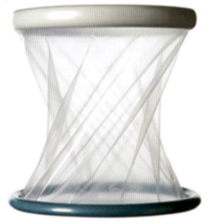
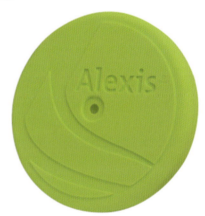

図3 左尿管の剥離操作
尿管を鉗子で直接把持することはできるだけ避け，血管テープなどを用いる。

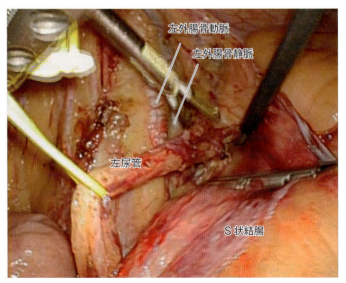

左外腸骨動脈
左外腸骨静脈
左尿管
S状結腸

156

しておく。尿管はできるだけ愛護的に扱い，栄養血管はシーリングデバイスなどを用いて切断する。

続いて右側の操作に移る。助手はS状結腸を左方に移動させ，回盲部を術者に提示するよう，鉗子で術野をつくる。右総腸骨動脈付近で後腹膜を切開して右尿管を同定する。右尿管の走行に沿って腹膜の切開を腹膜翻転部付近まで延長する。回盲部および回腸末端部付近の腹膜を切開しておくと，右尿管の剥離のみならず，後のリンパ節郭清がやりやすくなる。右尿管も左と同様，血管テープで把持しながら剥離操作を行う。

4 膀胱直腸窩の処理

腹膜翻転部よりやや腹側の腹膜を横切開し，左右尿管剥離時に行った腹膜の切開を連続させる。助手は切開された直腸側の腹膜を頭側に牽引し，膀胱を挙上してカウンタートラクションをかける。術者は左右精嚢の間から末梢に向かって剥離操作を進め，精嚢基部でDenonvilliers筋膜を横切開する。ここで助手は膀胱をより挙上して，術者を前立腺後面へ誘導する（ 図4 ）。前立腺と直腸の間を前立腺尖部に向かって可及的に剥離しておく。術野が狭い場合には，無理をせず，側方操作を先行させる。

5 膀胱前腔および膀胱側腔の展開

膀胱内に100〜200mLの空気を注入し，シルエットを明らかにする。モノポーラハサミやシーリングデバイスを用いて膀胱外側の腹膜を切開する。この際，精管および臍動脈索を同定し，シーリングデバイスで切断する。これらの操作により，膀胱前腔および側腔が展開される（ 図5 ）。前立腺周囲の脂肪組織を除去し，肛門挙筋筋膜および骨盤腱弓を露出しておき，尿道カテーテルを再び開放する。

6 内腸骨血管プレートの処理

まず尿管の膀胱側とやや離れた頭側の2カ所にヘモロックをかけ，頭側のクリップぎりぎりの面で尿管を切断する。尿管断端を鉗子で把持し，膀胱側のクリップ面で尿管を切断し，これを病理迅速診断に提出する。助手は膀胱側の尿管断端を内上方に挙上し，術者は

図4 膀胱直腸窩の展開
翻転部上の腹膜を横切開し，左右精嚢の中央から前立腺後面に入ったところ。

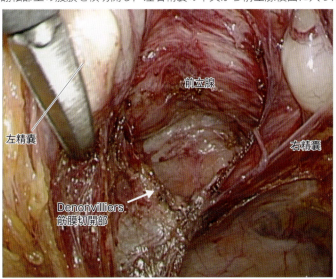

（画像内ラベル：左精嚢，前立腺，右精嚢，Denonvilliers筋膜切開部）

尿管外側に鉗子を挿入して骨盤底に向かってこの層を展開する。すると層の外方に内腸骨血管がプレート状になって現れる（**図6**）。できる限り1本ずつシーリングデバイスで切断する。太い血管はヘモロックを用いてクリップのうえ，切断する。

7 骨盤神経の処理

　内腸骨血管プレートを処理した後に膀胱を挙上すると，さらに内側に別のプレート状組織が現れる。この中に膀胱および前立腺に向かう骨盤神経叢ならびに陰茎海綿体神経が含まれている[2]。勃起神経温存を意図しない場合は，シーリングデバイスを用いてこのプレートを切離していく。神経温存を図る場合には，精嚢の直外側の層を末梢に向かって剥離し（**図7**），前立腺後面から神経血管束と前立腺間の剥離操作を進めると，陰茎海綿体神経の温存が可能となる（**図8**）。前立腺癌に対する前立腺全摘除術時のintrafascial approachと同様の手技である。前立腺背側で陰茎海綿体神経を含む組織を切離する際にはヘモロックを用いる。なおこの過程で直腸との境界がわかりにくい場合には，助手が適宜直腸診を行い，直腸の位置を確認しながら操作を進めていくとよい。

8 前立腺側方・尖部とdorsal vein complexの処理

　前立腺側方で前立腺筋膜と肛門挙筋筋膜の癒合部を剥離する。肛門挙筋筋膜を前立腺に沿って切開し，肛門挙筋を露出する層を進んでもよい（いわゆる内骨盤筋膜の切開）。なお

図5 膀胱前腔および側腔の展開
膀胱のシルエットを参考に，その外側の腹膜を切開すると，膀胱前腔および側腔が展開される。図は右精管をシーリングデバイスで切離するところ。

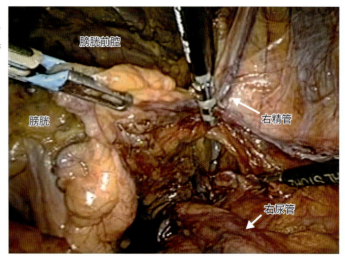

図6 内腸骨血管の処理
膀胱を左に挙上して，右尿管外側から鉗子を挿入し，内腸骨血管をプレート状にしたところ。

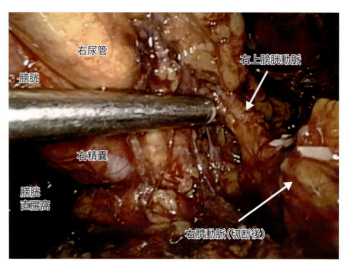

陰茎海綿体神経を温存する場合には，この操作を省略することができる。恥骨前立腺靱帯（骨盤筋膜腱弓の一部）を切断し，陰茎背静脈浅枝を凝固切断し，dorsal vein complex（DVC）の処理に移る。

　自排尿型代用膀胱による尿路再建を行う場合は，横紋括約筋への熱ダメージを避けるため，DVCを2-0 Vicryl® CT1針などにより集束結紮（バンチング）して切断する（図9）。それ以外の場合では，シーリングデバイスを用いて切断する（図10）。

図7 骨盤神経叢（膀胱枝）の切離

内腸骨血管プレートを処理した後に，膀胱を左に挙上したところ。骨盤神経叢を含んだ厚みのある組織を温存すると（A）勃起神経が温存される。神経温存を意図しない場合は，Bのラインで切離を進める。

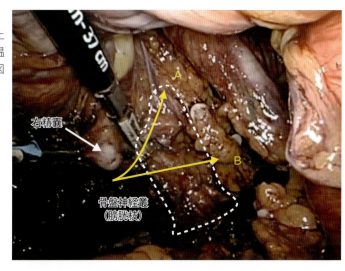

図8 intrafascial approachによる陰茎海綿体神経温存（右側）

前立腺被膜を露出する層を維持しながら，遠位へ剥離を進める。

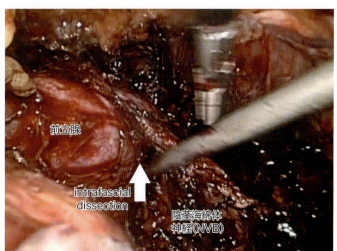

図9 DVCのバンチング

2-0 Vicryl® CT1を水平に把持して運針し，結紮する。

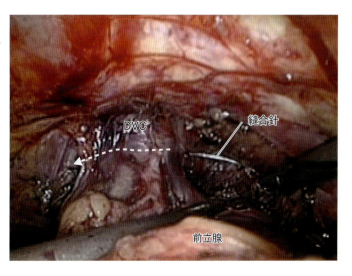

シーリングデバイスを用いてDVCを切断する場合，組織をこじ開けるようにして血管ごとに分けようとすると，一部の血管がシーリングできずに開放されやすい。外側から血管をしっかりと把持してシーリングすることが肝要である。

9 尿道の剥離および切断

DVCが切断されると，尿道平滑筋が露出される。その直外側に鉗子やハサミを入れると，尿道と陰茎海綿体神経を分離することができる（図11）。尿道を全周性に剥離してヘモロックXLでクリップして切断し，ラパロスコピックキャップをはずして膀胱・前立腺を摘出する。残存尿道側にはヘモロックを2カ所かける。

図10 シーリングデバイスを用いたDVCの切断
大胆に把持してシーリングすると，ほとんど出血しない。

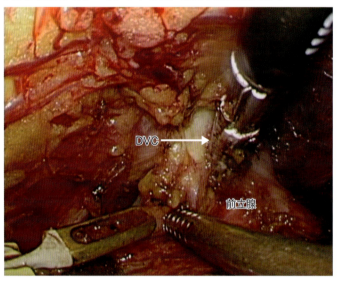

図11 尿道の剥離操作
尿道の直外側に鋏や鉗子を入れることがポイントである。※は尿道左側における海綿体神経との境界部。

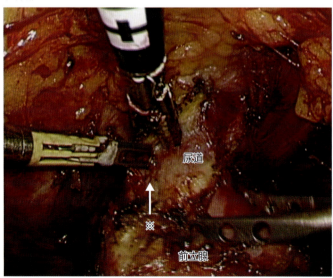

　尿道を合併切除する場合には，尿道の剥離をさらに遠位へと進め，会陰からの剥離層と連続させるように尿生殖隔膜を全周性に切離していく。シーリングデバイスの使用が便利である。尿道が全周性にフリーとなったら，膀胱・前立腺・尿道を一塊に摘出する。尿道合併切除の場合は，標本摘出後，骨盤底（特に尿道抜去部）の組織を運針して連続縫合し，閉鎖しておいたほうがよい。

　膀胱・前立腺摘出部のマイナーな出血に対してはバイポーラによる凝固止血でよいが，血管性の出血や直腸近傍の出血に対しては，3-0 VICRYL®などでZ縫合するのが好ましい。適宜TachoSil®やサージセル®を使用してもよい。

Advanced Technique

膀胱直腸窩で横切開した腹膜の断端をフラップ状にすると，膀胱摘出後の直腸前面および骨盤底を覆うことができる（図12）。このようにすることで，術後小腸が骨盤底に落ち込んだ場合に癒着を起こしにくく，消化管合併症の減少および軽減が期待できる。筆者は3-0 V-Loc®を用いている。

10 リンパ節郭清術

1）閉鎖リンパ節

　外腸骨静脈を覆う膜様組織を切開し，血管外膜を露出させる。右側では助手は右外腸骨静脈を軽く外方へ圧排または牽引し，術者とカウンタートラクションをかける（図13）。左側では助手がリンパ組織を正中側に牽引するとよい。外腸骨静脈の直内側で薄い膜を切開すると，内閉鎖筋が認識される。モノポーラ凝固を用いて，内閉鎖筋からリンパ組織を内側に向かって剥離していく。リンパ組織が浮いた状態になったら，これを束ねて恥骨上でHem-o-lok®をクリップする。クリップの中枢側でリンパ組織を切断し，頭側へ剥離を進める。閉鎖神経および動静脈との間はモノポーラ凝固で切離し，総腸骨動脈分岐部でリンパ組織を切断して摘出する（図14）。通常この組織をトロカーから取り出すことは困難であり，Alexis®ラパロスコピックキャップをはずして下腹部小切開創から摘出するとよい。

図12 膀胱摘出後に腹膜で直腸前面および直腸を覆ったところ

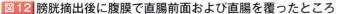

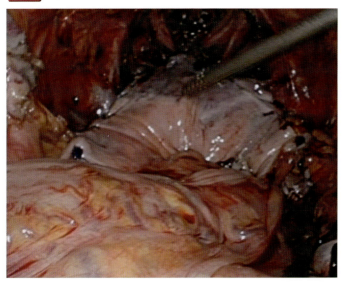

2) Cloquetリンパ節

閉鎖リンパ節郭清時に恥骨近傍でかけたクリップを頭側に牽引し，さらに奥のリンパ組織を摘出する。摘出前にはヘモロックによるクリッピングを行う。

3) 外腸骨リンパ節

外腸骨動脈周囲の膜様組織を切開し，血管外膜を露出する。陰部大腿神経を外側縁として，外腸骨動脈との間のリンパ組織を束ねるように剥離する（図15）。深腸骨回旋静脈が見えたらそこを遠位端とし，リンパ組織をクリップして切断する。助手は適宜外腸骨動脈を直接または血管テープで把持して，術者をサポートする。近位端は総腸骨動脈分岐部とする。さらに外腸骨動脈と外腸骨静脈の間に残っている組織を切除する。

4) 総腸骨リンパ節

外腸骨動脈に連続して総腸骨動脈をsprit and rollする。郭清の上縁は大動脈分岐部とし[3]，剥離したリンパ組織の近位端をヘモロックでクリップして切断し，リンパ組織を摘出する。通常このレベルでは右総腸骨静脈や下大静脈の血管外膜を露出しなくてもよいが，必要な場合はこれらに流入する小血管に注意しながら剥離操作を行う。

図13 右閉鎖リンパ節郭清（1）
助手は右外腸骨静脈を外方へ軽く牽引し，術者とカウンタートラクションがかかるようにする。

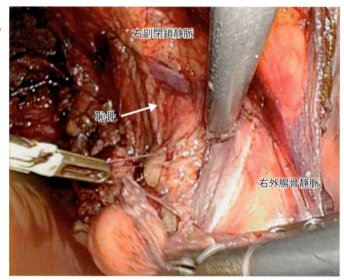

図14 右閉鎖リンパ節郭清（2）
内閉鎖筋との剥離が終了したら，頭側に向かって閉鎖動静脈および閉鎖神経からリンパ組織を切離していく。

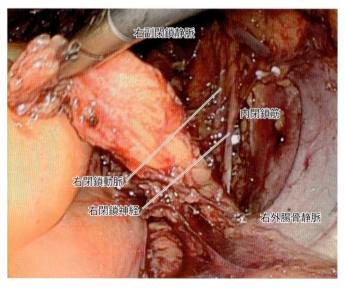

5) Marcille triangleリンパ節

Advanced Technique

Marcille triangleとは，総腸骨動静脈外側，腸腰筋正中側かつ近位閉鎖神経および坐骨神経前面の領域を指し，膀胱癌リンパ流の重要なルートとされている[4]。このリンパ節を郭清するためには，総腸骨静脈と腸腰筋の間にある組織を近位から遠位方向に仙骨から剥離していく意識が重要である。

総腸骨静脈の背側を追っていくと，後方から総腸骨または外腸骨静脈に合流する静脈が同定でき，本領域のよいメルクマールとなる。岬角付近でいったんこの剥離操作を中止し，外腸骨静脈の後外方から閉鎖腔の閉鎖神経を同定する。閉鎖神経周囲のリンパ・脂肪組織の剥離を頭側に進めると，先に郭清した組織に連続する。近位閉鎖神経周囲組織を丁寧に剥離すると，坐骨神経が露出される。これらのリンパ組織はモノポーラまたはシーリングデバイスを用いて剥離する。

Marcille triangleリンパ節郭清終了後の術野を 図16 に示す。

図15 右外腸骨リンパ節郭清
右外腸骨動脈は正中側に脱転されている（＊）。

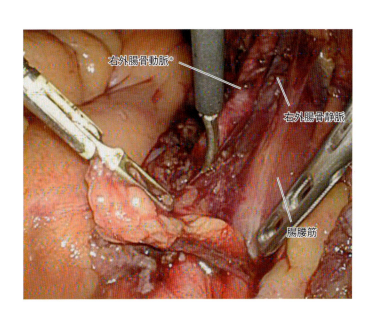

右外腸骨動脈＊
右外腸骨静脈
腸腰筋

図16 右Marcille triangleリンパ節郭清が終了したところ
総腸骨静脈の外後方から閉鎖腔に向かい，閉鎖リンパ節郭清で摘出できなかったリンパ組織も切除する。

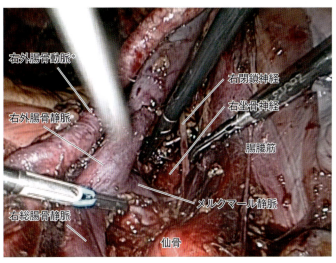

右外腸骨動脈＊
右外腸骨静脈
右総腸骨静脈
右閉鎖神経
右坐骨神経
腸腰筋
メルクマール静脈
仙骨

6）内腸骨リンパ節

　総腸骨動脈分岐部から遠位に向かって内腸骨動脈の血管外膜を露出していく。内腸骨血管周囲と閉鎖血管および神経内側のリンパ組織を摘出する。この領域はリンパ節個数が少なくリンパ組織に厚みがないため，遠位端の処理はシーリングデバイスで行ってよい。

7）正中仙骨リンパ節

　左右総腸骨血管で囲まれる仙骨前面の組織をシーリングデバイスで切離することにより摘出する（図17）。正中仙骨静脈は温存可能である。

　以上で11領域の骨盤リンパ節郭清術を行うことができる。リンパ節郭清の操作中には，動脈のsprit and roll後に表面から出血をきたすことがしばしばある。このような場合はバイポーラ止血を行ってもよいが，ガーゼやサージセル®を出血点に当てておくと，これらと気腹圧により止血されることも多い。

11 尿路再建への準備

　左右尿管断端にクリップされているヘモロックの近位側に20cm程度の3-0 MONOCRYL®などを運針し，LAPRA-TY®スーチャークリップを装着する。前述のリンパ節郭清後は，直腸S状部（Rs）後面（仙骨前面）はフリーとなっており（図17），左尿管を右側へ容易に通すことができる。左右尿管に運針した糸をAlexis®ラパロスコピックキャップに装着したトロカーから体外に引き出し（図18），いったんキャップをはずしてモスキート鉗子で糸を把持し，再びキャップを装着する。

　回腸利用尿路再建術を行う場合には，続いて回盲部を同定する。助手が回腸などを移動・固定し，回盲部のオリエンテーションをわかりやすくすることが重要である。回盲部から約15cmの位置を定めたら，ラパロスコピックキャップのトロカーから腸管把持鉗子を挿入し，同部を把持，キャップをはずして体外でマーキングを行う。この後，尿路再建に移る。

図17 正中仙骨リンパ節郭清が終了したところ

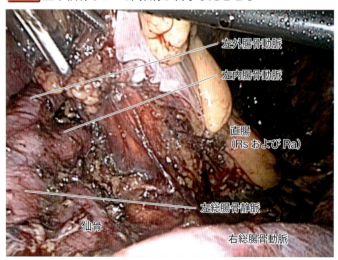

図18 左尿管を直腸（Rs）の背側から右方へ通し，右尿管とともに下腹部正中のラパロスコピックキャップに装着したトロカー（※）から体外に取り出したところ

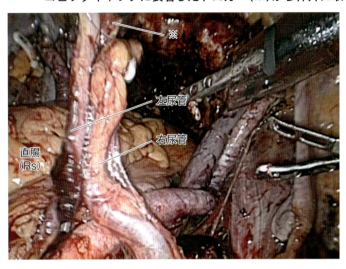

術後管理[1]

　手術当日は酸素を麻酔科指示どおりに吸入させ，心電図モニターを装着する。血圧，心拍数，体温，酸素飽和度を測定し，尿量，ドレーン排液量を記録する。経鼻胃管の留置は，術中過度の腸管拡張や過剰輸液などの理由がない限りは不要であり，手術室で抜去しておく。LRCに特徴的な術後管理はなく，全身状態や循環動態に問題がなければ早期離床を促す。嚥下に問題がなければ水分摂取は早期から行ってよい。ヨーグルトや高カロリー蛋白飲料も同様に摂取可能である[5]。固形物の摂取は腸管蠕動運動や拡張の有無を勘案して開始する。酸化マグネシウムや大建中湯などの緩下薬を必要に応じて適宜処方する。

　以上，LRCの基本手技を解説した。本項を通じて，技術認定医レベルの技量があればLRCを完遂できることをご理解いただければ幸いである。

文献

1) 北村 寛: 術式別にみた術前・術後管理. 膀胱全摘除術. 臨泌 2012; 66増: 349-53.
2) 北村 寛, 舛森直哉: 泌尿器科からみた骨盤解剖-神経系を中心に. 手術 2015; 69: 1231-6.
3) 北村 寛: 膀胱癌のクリニカル・パール. 臨泌 2014; 68増: 838-42.
4) Roth B, Wissmeyer MP, et al: A new multimodality technique accurately maps the primary lymphatic landing sites of the bladder. Eur Urol 2010; 57: 105-211.
5) Karl A, Buchner A, et al: A new concept for early recovery after surgery for patients undergoing radical cystectomy for bladder cancer: results of a prospective randomized study. J Urol 2014; 191: 335-40.

女性における根治的膀胱全摘除術

大分大学医学部腎泌尿器外科学講座准教授　秦　聡孝
別府湾腎泌尿器病院院長，大分大学医学部腎泌尿器外科学講座特任教授　佐藤文憲
大分大学医学部腎泌尿器外科学講座教授　三股浩光

　膀胱癌に対する膀胱全摘除術の標準術式は開放手術であるが，近年，低侵襲手術として，腹腔鏡下膀胱全摘除術（laparoscopic radical cystectomy；LRC）やロボット支援下手術（robot-assisted radical cystectomy；RARC）に関する報告が増加している。特に，欧米ではRARCが増加しているが，本邦では，2017年10月現在，RARCは保険適用となっておらず，LRCに取り組む施設が増えている。通常のLRCでは，腹腔鏡下に膀胱全摘除およびリンパ節郭清を行った後，腸管を利用した尿路変向を要する場合は小切開を追加して体外操作にて行う。女性の場合は，基本的に膀胱とともに卵巣，子宮，尿道および腟の一部を摘除（前方骨盤内臓器全摘除）する。リンパ節郭清については，前項「腹腔鏡下膀胱全摘除術（男性）＋リンパ節郭清術」を参照のこと。

適応，禁忌

　基本的には，開放手術と同様である。筋層浸潤性膀胱癌，BCG抵抗性膀胱上皮内癌，経尿道的切除が不可能な多発する表在性膀胱癌などが適応となる。長時間の気腹・頭低位を要するため，心血管系・呼吸器系合併症を有する症例や網膜疾患の既往を有する症例は，事前に各診療科や麻酔科と本術式の可否につき，慎重に検討する必要がある。また，骨盤への放射線照射後や高度な腹腔内癒着が予想される症例では，開放手術が勧められる。肥満の症例は，難易度が高くなるため，術者の技量に応じた判断が必要となる。子宮全摘後の症例は，膀胱が直腸外側に大きく落ち込んでいることがあるため，術前に画像を確認しておく。

術前検査，術前準備

　回腸導管造設や尿管皮膚瘻造設の場合はもちろん，自然排尿型代用膀胱造設を予定している場合であっても，術式の変更に備えて，事前に左右とも適正なストマ位置を選定しマーキングしておく。また，数日前から低残渣食と下剤による腸管処理を行う。

手術のアウトライン

1 体位
2 ポート位置
3 腹膜・広間膜切開
4 子宮円索と卵巣堤索処理
5 尿管処理
6 内骨盤筋膜切開とDVC処理
7 後腟円蓋の同定と切開
8 腟前壁切開と膀胱側方神経血管束(基靱帯)処理

9 尿道処理
　1) 代用膀胱造設を行わない場合
　2) 代用膀胱造設を行う場合
10 膀胱の摘出と腟壁の処理
11 尿路変向術
　1) 回腸導管造設の場合
　2) 尿管皮膚瘻造設の場合
　3) 代用膀胱造設の場合
12 子宮を温存する場合

手術手技

1 体位

　体位は，開脚仰臥位あるいは低めの砕石位で，15～20°程度の頭低位とする。腸管の頭側への圧排が不十分な場合，30°まで傾けることもある。陰圧型の体位固定具(ハグユーバック®)を使用し，神経麻痺や褥瘡の発生予防に努める。また，術者・助手が患者の両サイドに立つため，両手はハグユーバック®で巻き込み，さらにスコピストが患者の頭側近くに立つため，麻酔器などをあらかじめ避けてもらう。さらに挿管チューブをスパイラル型にし，可能な範囲で離被架を低く設置することで，カメラの可動域を広く確保できる(図1)。モニターは，患者の尾側正中付近，会陰操作する助手のすぐ背側に準備する(図2)。腟洗浄後に会陰部も含めて消毒を行い，清潔野で16 Fr Foleyカテーテルを挿入する。

2 ポート位置

　当科では，図のように，4ポートあるいは5ポートにて，LRCを施行している(図3, 4)。5ポートでは，第一助手が両手で操作を行える利点があるが，腹腔鏡手術に習熟している必要がある。4ポートでは，下腹部正中のポートを，後の尿路変向時の小切開創に延長して利用することができるが，膀胱・子宮などの圧排・牽引操作がやや困難な場合がある。12 mmカメラポートは，リンパ節郭清しない場合は臍部，通常の骨盤リンパ節郭清の場合は臍頭側2～3 cm，拡大骨盤リンパ節郭清の場合は臍頭側5 cmを目安にopen laparotomyにて挿入する。高身長の症例では，ハッソン型トロカーを使用することで，体外のポート長を短縮し，わずかながらカメラを骨盤底部に近づけることができる。

　当科では，30度硬性鏡を基本としている。通常，12 mmトロカー2本は事前のストママーキング部に挿入する。5 mmトロカーは，4ポートの場合は下腹部正中に1本，5ポートの場合は12 mmトロカーの左右外側下方に1本ずつ，合計2本挿入する。気腹圧は，トロカー挿入時は12 mmHgとし，挿入後は8 mmHgに設定している。

図1 体位

開脚仰臥位または低めの砕石位で，15〜20°の頭低位とする（最大30°まで）。陰圧型体位固定具を使用し，両手は巻き込む。挿管チューブはスパイラル型とし，可能な範囲で離被架を低く設置する。

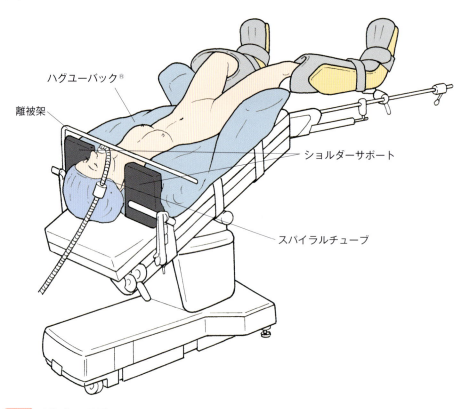

- ハグユーバック®
- 離被架
- ショルダーサポート
- スパイラルチューブ

図2 手術室の配置

スコピストが患者の頭側近くに立つため，麻酔器などを十分に離しておく。

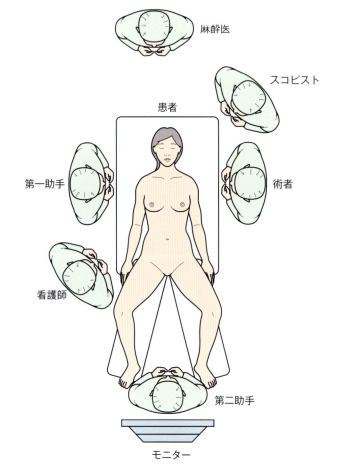

- 麻酔医
- スコピスト
- 患者
- 第一助手
- 術者
- 看護師
- 第二助手
- モニター

図3 ポートの位置（4ポートの場合）

カメラポートの位置は，リンパ節郭清なしの場合は臍部，通常のリンパ節郭清の場合は臍頭側2〜3cm，拡大リンパ節郭清の場合は臍頭側5cmを目安とする。下腹部正中の5mmポートは，創を延長して，後の尿路変向時に利用する。

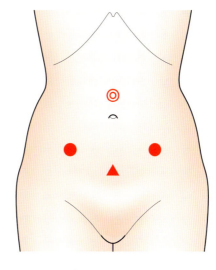

◎ カメラポート
● 12mm ポート
▲ 5mm ポート

図4 ポートの位置（5ポートの場合）

術者は適宜，操作しやすいポートを選択できる。第一助手も両手で腹腔鏡操作が行える。

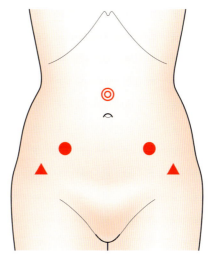

◎ カメラポート
● 12mm ポート
▲ 5mm ポート

3 腹膜・広間膜切開

　小腸を腸鉗子で把持して，カメラで確認しながら頭側へ移動する。正中臍索をできるだけ頭側でLigaSure™で切断し，内側臍索の可及的外側で腹膜・広間膜を切開し，腹壁後面の筋膜を露出するようにして，Retzius腔を展開する（**図5**）。骨盤内の脂肪組織を膀胱側に付着するように剥離することによって，膀胱損傷を防ぐことができ，さらに十分なsafety margin を確保できる。一連の操作中，助手が適度なcounter traction をかけることで，疎な層が明瞭となり，展開が容易となる。

Advanced Technique

　骨盤内の脂肪組織をできるだけ膀胱に付けるように剥離することで，膀胱損傷を防ぐことができ，さらに十分なsafety margin を確保できる（**図5**）。

4 子宮円索と卵巣堤索処理

　腹膜・広間膜の背側への切開の途中，左右の子宮円索（円靱帯）を同定し，LigaSure™で切断する。さらに，左右卵巣の外背側で卵巣堤索（卵巣静脈）を同定し，LigaSure™で処理，あるいはクリッピング後に切断する（図5）。

5 尿管処理

　卵巣堤索（卵巣静脈）の背側には，尿管が走行しており，傷つけないように愛護的に剥離し，左右それぞれを10〜15cmのベッセルループで確保する。ベッセルループには，滑脱防止にヘモロック（Hem-o-lok®）クリップを1本かけておく。この際，尿管周囲組織をできるだけ尿管に付けるように心がけ，血流障害に起因する狭窄などを予防する。

　尿管の剥離は，ベッセルループを牽引しながら，慎重に進める。末梢側は，膀胱尿管移行部付近まで可及的に剥離を行い，膀胱近傍で尿管の腹側を交差する子宮動脈は必要に応じて切断する。中枢側への尿管剥離は，リンパ節郭清（前項参照）の際に頭側への十分な腹膜切開が必要なことも念頭に置いて進める。さらに，左尿管は，尿路変向に際して，S状結腸背側を通して右側へ誘導する必要があるため，腎門部付近まで剥離することが望ましい。左右とも尿管下端部は，尿が体腔内に漏れないようにヘモロックにてダブルクリップし，その間で切断する（図6）。

DO NOT

尿を体腔内に漏らさないように，尿路離断時は必ずクリッピングする（図6）。
血流を保つため，できるだけ周囲組織を付けた状態で，尿管を剥離する（図6）。

図5 腹膜・広間膜の切開
左側は腹膜・広間膜を切開した状態，右側は未処理（切開予定ラインを示す）。

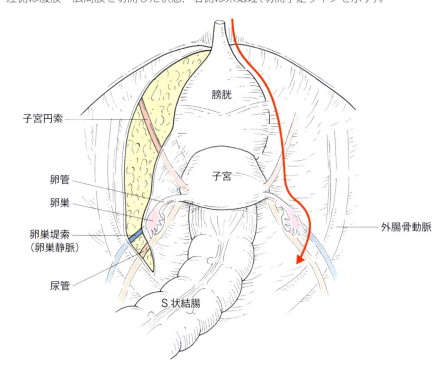

膀胱

子宮円索

卵管

卵巣

卵巣堤索
（卵巣静脈）

尿管

子宮

外腸骨動脈

S状結腸

　ベッセルループを回収後，左右の12mmトロカーから，それぞれ同側の尿管を創外に引き出し，12mmトロカーもいったん抜き，気腹を止めて十分な創外の尿管長を確保した状態にする。尿管断端のヘモロッククリップをはずし，尿管断端組織を術中迅速病理検査に提出する。悪性所見がなければ，6FrスプリントカテーテルあるいはシングルJカテーテル（水尿管のある場合，7Fr）を挿入し，3-0絹糸で結紮し，糸は長めに切って，尿管そのものは創内へ戻す。気腹を再開し，創外に出ているカテーテルの脇から，左右の12mmトロカーを再挿入する。

6 内骨盤筋膜切開とDVC処理

　膀胱周囲脂肪織と膀胱が一塊となるように，骨盤壁から膀胱を遊離するラインを選択する。左右の内骨盤筋膜を鋭的に切開し，膀胱頸部・尿道の位置を把握する。dorsal vein complex（DVC）の近位側および遠位側にそれぞれ0号Vicryl®で貫通結紮を置く（図7）。

7 後腟円蓋の同定と切開

　腟内に，折りたたんだガーゼを挟んだペアン鉗子やVagi-パイプ®を挿入して，後腟円蓋の位置を確認する。Vagi-パイプ®は，婦人科手術で使用される，先端が斜めに切れた円筒形の経腟操作用手術器具で，後腟円蓋の同定・切離に有用であり，気腹が漏れることなく，腹腔鏡用器具を挿入できる利点もある（図8）。本ステップでは，助手が子宮を腹側に牽引することが肝要であるが，直接，鉗子で把持・牽引することが難しければ，0号Vicryl®を子宮に運針し，その糸を牽引してもよい。左右の尿管離断時の腹膜切開部と連続させるように，同定された後腟円蓋を覆う腹膜を電気メスで鋭的に切開する。

図6 尿管の処理

末梢側は，膀胱尿管移行部付近まで可及的に剥離を行い，左尿管の中枢側は，尿路変向時に右側へ誘導することを考慮し，腎門部付近まで剥離することが望ましい。

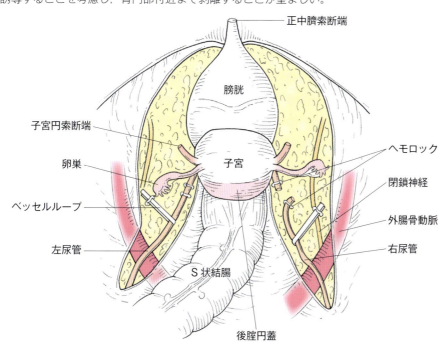

図7 内骨盤筋膜の切開とdorsal vein complex（DVC）の処理

左右の内骨盤筋膜を鋭的に切開し，膀胱頸部・尿道の位置を把握する。DVCの近位側および遠位側にそれぞれ貫通結紮を置く。

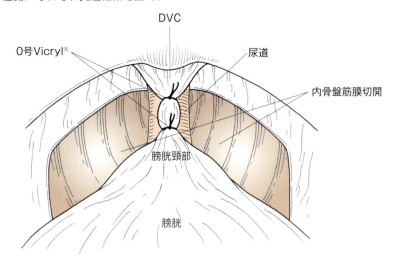

図8 後腟円蓋の同定と切開

後腟円蓋に押し付けられたVagi-パイプ®のシルエットを認識し，その内腔を目指すように後腟円蓋に横切開を加え，腟内腔へ到達する。

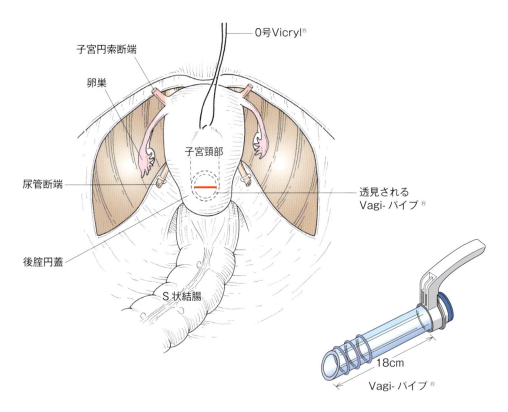

8 腟前壁切開と膀胱側方神経血管束（基靱帯）処理

　後腟円蓋に押し付けられたVagi-パイプ®の円筒形のシルエットを認識し，その内腔を目指すように，電気メスで後腟円蓋に横切開を加え，腟内腔へ到達する（図8）。引き続き，左右それぞれ，腟壁と膀胱側方神経血管束（基靱帯）をLigaSure™で，同時にあるいは別々に尿道側へ向けて切離していく。この際，Vagi-パイプ®をガイドとして前後に動かしな

図9 腟前壁の切開と基靱帯の処理

腟壁と膀胱側方神経血管束(基靱帯)を同時に，あるいは別々に尿道側へ向けて切離していく。

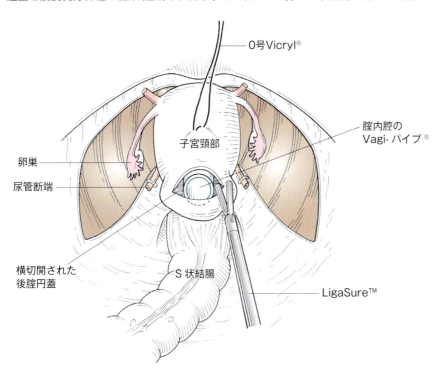

がら用いると，切開ラインを決めやすい(図9)。途中から，あえて腟前壁と膀胱・尿道の間を剥離しておくと，後の腟閉鎖が容易になる。

9 尿道処理

DVCの近位側および遠位側の結紮糸の間を鋭的に切断し，尿道前面に至る。静脈叢の処理は，LigaSure™などのvessel sealing deviceでも可能であるが，気腹解除後に再出血をきたしやすいので，注意が必要である。

9 尿道処理

1) 代用膀胱造設を行わない場合

腟前壁から剥離された尿道をできるだけ全周性に露出しておく。以降は，会陰からのアプローチも適宜，並行して行う。腟内に腟鈎を挿入し，尿道カテーテルを牽引しながら，外尿道口周囲を逆U字に切開する(図10)。これを腹腔鏡操作で剥離したDVCと尿道括約筋の間の層に連続させ，全周性に尿道を遊離する。尿の漏出を避けるため，尿道は結紮あるいはクリッピングする。

2) 代用膀胱造設を行う場合

尿道周囲の剥離に際して，pubourethral ligamentを温存すること，neurovascular bundleに熱損傷を与えないこと，尿道離断の位置は膀胱頸部から1cm程度までとし，遠位尿道をきちんと温存することなどに注意が必要である。当科では，こうした点への配慮から，代用膀胱の症例は，原則，開腹手術で行っている。

10 膀胱の摘出と腟壁の処理

　会陰部より腟内に挿入したVagi-パイプ®を介して，気腹を保ったまま，Endo Catch™ II を体腔内に挿入する（**図11**）。膀胱・子宮・卵巣・尿道を一塊として収納し，そのまま腟断端より摘出する。腟壁の再建は，腹腔鏡下に2-0 Vicryl®を用いた連続縫合で行っている。横方向の縫合ラインを基本としているが，運針操作がやや困難となるため，術後に性交する可能性のある症例などでは腟長を長めに確保できることもあり，縦方向の縫合ラインとすることもある（**図12**）。閉鎖が不十分な場合は，会陰からの縫合も追加する。切開した外尿道口の閉鎖も行う。

図10 尿道の処理（会陰側より）
腟内に腟鉤を挿入し，尿道カテーテルを牽引しながら，外尿道口周囲を逆U字に切開する。

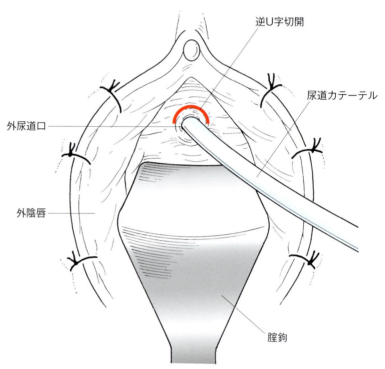

図11 膀胱の摘出
会陰部よりVagi-パイプ®を介して，気腹を保ったまま収納袋を挿入する。膀胱・子宮・卵巣・尿道を一塊として収納し，腟断端より摘出する。

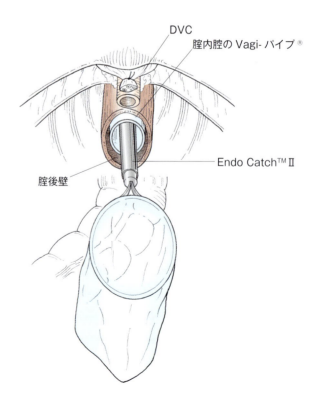

図12 腟壁の処理

腹腔鏡下に，吸収糸を用いた連続縫合で再建する。横方向の縫合ラインを基本とするが，運針操作がやや困難なため，腟長を長めに確保できる縦方向の縫合ラインとすることもある。

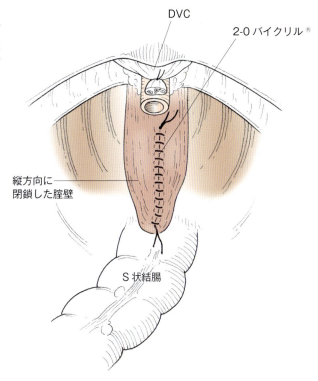

縦方向に閉鎖した腟壁

DVC

2-0 バイクリル®

S状結腸

11 尿路変向術

1）回腸導管造設の場合

　S状結腸背側の大動脈との間の無血管野を，チェリーダイセクターなどを用いて，主に右側から左側へ鈍的に剥離し，S状結腸を授動し，左側の腹膜切開部と交通させる。左尿管を右側へ誘導し，ねじれや屈曲がない，自然な走行となるように，必要に応じて周囲の剥離を追加する（図13）。小切開創から回腸を引き出した際，しばしば口側・肛門側の判断が困難な場合あるため，あらかじめ，腹腔鏡操作にて回腸末端側に縫合糸で目印をつけておく。その後，カメラポート部の創を延長するか，あるいは下腹部正中に新たに4～5cmの小切開を置き，通常の開腹手術と同様の手技で，回腸導管を造設する。

> **DO NOT**
>
> 左尿管を右側に誘導する際，ねじれや屈曲を生じないようにする（図13）。

2）尿管皮膚瘻造設の場合

　12mmトロカー創からチェリーダイセクターなどを用いて，鈍的に腹膜外を展開し，既存の腹膜切開部まで剥離を進めて，尿管を誘導してくる。

3）代用膀胱造設の場合

　下腹部正中に新たに小切開を置き，約60cm長の回腸を利用したStuder型代用膀胱を造設し，Nesbit法で尿管を吻合する。代用膀胱を体腔内に戻し，小切開創を一部閉じ，代用膀胱・尿道吻合は再気腹下に腹腔鏡操作で行う。

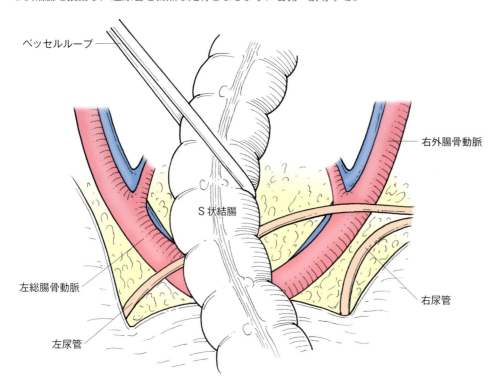

図13 左尿管の右側への誘導
S状結腸を授動し，左尿管を自然な走行となるように右側へ誘導する。

ベッセルループ

右外腸骨動脈

S状結腸

左総腸骨動脈

右尿管

左尿管

12 子宮を温存する場合

　膀胱三角部や後三角部，側壁に著明な浸潤性病変がないことが前提となる。前方骨盤内臓器全摘除と比べ，腹膜切開を膀胱と子宮の間で行う点が大きく異なる。Retzius腔を展開する際，子宮円索は温存し，卵管を腹側に拳上しながら，卵巣堤索の内側付近で尿管直上の腹膜をいったん切開して，尿管を確保する。尿管は可及的に膀胱側へ剥離し，下端でクリッピング後に切断する。引き続き膀胱を腹側に拳上し，子宮は背側へ圧排して，間の腹膜を鋭的に切開する。膀胱と子宮・腟の間を尾側に向けて剥離・展開し，膀胱頸部に到達したら，前方からのアプローチに切りかえ，尿道処理に移る。傍腟組織へ流入する側方の神経・血管系は，できるだけ温存する。

術後管理

　早期離床を促し，遅くとも術後2日目には歩行を開始する。経口摂取は，尿管皮膚瘻の場合は術翌日，腸管利用尿路変向の場合は術後2～3日目から開始することが多い。ドレーンは，陰圧式のものを骨盤底に1本，あるいは骨盤底と腸管吻合部に1本ずつの計2本，既存の5mmトロカー挿入創を利用して留置する。経口摂取開始後の排液の性状に問題がなければ，多少量が多くても腹水やリンパ液と考え，5日間程度で抜去している。回腸導管の場合，尿管ステントは術後10日程度を目安に，1本ずつ水腎の状態をエコーで観察しつつ，抜去する。

文献

1) 三股浩光, ほか: 腹腔鏡下膀胱全摘除術. 新Urologic Surgery シリーズ2 膀胱の手術, 松田公志ほか編, メジカルビュー社, 2009; p82-9.
2) 佐藤文憲, 三股浩光: 腎・泌尿器癌 基礎・臨床研究のアップデート: 腹腔鏡下根治的膀胱全摘除術. 日本臨牀 2010; 68(増刊号4): 292-6.

尿膜管疾患の手術

東北大学大学院医学系研究科外科病態学講座泌尿器科学分野准教授　**伊藤明宏**

　尿膜管遺残症は，その遺残部位により，尿膜管開存，尿膜管嚢胞，尿膜管洞，尿膜管性膀胱憩室に分類される。尿膜管遺残症に対する腹腔鏡下尿膜管摘除術には，正中到達法[1]，側方到達法[2]，臍部からの単孔式手術[3]などがあるが，本項では仰臥位側方到達法での経腹膜式尿膜管摘除術について述べる。

適応，禁忌

　遺残尿膜管に感染を起こして尿膜管膿瘍となると，腫瘤，疼痛，発熱，臍からの膿汁流出，膿尿などを生じて発見される。また，無症状に画像診断で嚢胞構造を指摘される場合や，膀胱鏡検査で膀胱頂部に尿膜管性憩室を認めて診断される場合がある。年齢は10歳代から20歳代の若年で発見されることが多く，その場合には良性疾患と考えられ，開放手術では臍から恥骨上までの正中切開が必要なので，低侵襲な腹腔鏡手術の良い適応である。40歳代から50歳，それ以上で発見される場合には，尿膜管癌の可能性を念頭に置く必要がある。ただし，CTやPETでは高度の炎症なのか腫瘍なのかを見極めることは困難であり，癌が強く疑われる場合には，開腹手術を施行する。

術前検査

　Thin slice CTを撮像し，任意の断面で画像を再構築することで遺残尿膜管の範囲が容易に把握可能となる。尿膜管膿瘍では，ドレナージにて炎症が沈静化した時点で手術を行う。ドレナージの際にはエコーガイド下に穿刺を行うが，膿瘍腔の背側は腹腔であるため，穿刺時に腹膜を貫通して腹腔に穿刺しないように慎重な操作が必要である。

術前準備

　体位は仰臥位で施行する。術者とスコピストは患者の左側に立ち，助手は右側に立つ。膀胱壁切開を行う場合には膀胱鏡を患者の足側に配置しておく。女性で膀胱鏡を使用する場合には，外尿道口にアクセスしやすいように，若干開脚位にしておくとよい。

手術のアウトライン

1 麻酔後に臍底を確認
2 ポート設置
3 尿膜管遺残組織の剥離
4 膀胱壁の切開と縫合閉鎖
5 臍底の皮膚切開と臍形成
6 閉創

手術手技

1 麻酔後に臍底を確認

　臍直下の尿膜管膿瘍として発見された場合，臍底の尿膜管開口部は固まった膿汁や痂皮によって塞がれていることが多い。これを除去して開口部を確認する操作には強い痛みを伴うため，全身麻酔施行後にオリーブオイルや水で十分に湿らせて軟化した後，綿棒を用いて痂皮を除去して開口部を確認する。その後，綿棒で臍底を十分に消毒してから，通常の消毒とドレーピングを行う。

2 ポート設置

　左腹直筋外方に3ポートを設置する。膀胱縫合が必要な際には右側にポートを追加することもある（ **図1** ）。カメラポートは左側のMcBurney点にOpen methodで設置し，気腹後に頭側に術者左手用12mmポート，最頭側に術者右手用5mmポートを設置する。膀胱縫合時には，左手ポートからも10mmスコープを挿入可能である。膀胱側の操作が主体の場合には，術者右手用ポートを若干内側に置いたほうが操作しやすい場合がある。

　気腹圧10mmH$_2$Oで気腹し，30°あるいはフレキシブルスコープを用いて腹腔内を観察し，尿膜管を臍部から膀胱側まで全長にわたって観察する。尿道カテーテルを押し込むことで膀胱が確認できるが，必要時は，膀胱を膨らませて膀胱頂部を確認する。

Advanced Technique

術後出血を回避するポイント

尿膜管膿瘍で炎症が高度の場合や汎発性腹膜炎を呈していた場合には，大網が癒着しており，剥離に難渋する可能性がある。感染時の腹部所見で，圧痛が広範囲に及んでいる場合には特に注意が必要である。気腹後に大網を腹膜から丁寧に剥離するが，癒着剥離時の出血が不十分だと後出血を生じる可能性があるので，出血点を確認して大網を落とす前に十分に凝固しておくことが肝要である。

図1 ポート設置図
左腹直筋外方に3ポートを設置する。◎カメラポート：左側のMcBurney点にopen methodで設置。●術者左手用12mmポート。▲最頭側に術者右手用5mmポート。□膀胱縫合が必要な際には右側にポートを追加する。

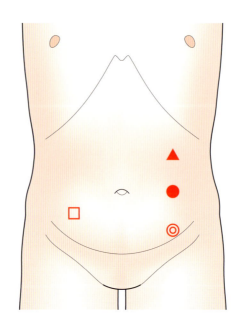

3 尿膜管遺残組織の剥離

　尿膜管遺残が腫瘤として残存している場合には，尿膜管遺残の認識に迷うことはないが，膿瘍が治癒して周囲組織との判別が難しくなっている場合や腹膜外脂肪組織が豊富で正中臍索が見えにくい場合には，遺残組織の同定が困難である。しかし，臍動脈索の認識は容易であるので，左右の臍動脈索を切除組織の外縁とし，その間の組織を切除することで確実に切除可能である。そこで，まず，左臍動脈索を把持鉗子で背側に牽引しつつ，フック式電気メスを用いて臍動脈索外側の腹膜を切開する（ 図2 ）。

　左臍動脈索を含む組織を腹壁から剥離し腹壁に沿って内側に進めていくと右臍動脈索が確認され，右臍動脈索外側の腹膜切開まで左側から行うことが可能である。臍近くでは，体外から臍底を鉗子で押しながら腹腔側から臍底の最頭側部を回るように腹膜を切開して，右臍動脈索外側の腹膜切開とつなげる（ 図3 ）。尿膜管遺残組織を含む脂肪組織を腹壁から剥離し，この操作を頭尾方向に進める。ある程度剥離が進むまでは切断せずにハン

図2 臍動脈索外側の腹膜切開

左臍動脈索を把持鉗子で背側に牽引しつつ，フック式電気メスを用いて臍動脈索外側の腹膜を切開する。

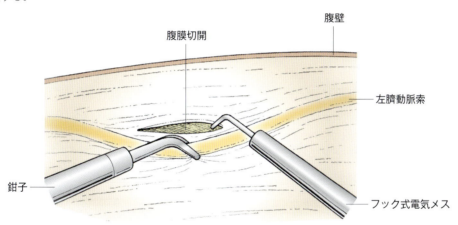

図3 腹腔側から見た臍底，臍動脈索，正中臍索と腹膜切開予定線

臍動脈索外側の腹膜切開は，臍底の最頭側部を回るように腹膜を切開して，両側の臍動脈索外側の腹膜切開をつなげる。

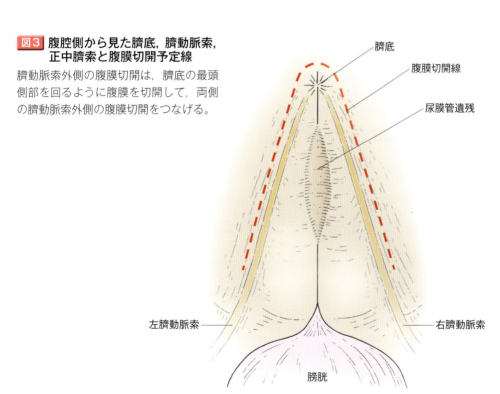

モック状態にしておくと剥離しやすい。尿膜管遺残組織が臍側にしか存在しない場合には，膀胱近傍で正中臍索を切断する。逆に膀胱側にしか存在しない場合は，臍の近傍で正中臍索を切断する。

4 膀胱壁の切開と縫合閉鎖

　尿膜管憩室の場合や膀胱近傍まで尿膜管遺残がある場合には，膀胱壁切開と縫合が必要となる。膀胱鏡を併用しながら，膀胱と尿膜管移行部を確認して膀胱壁を切開し，膀胱壁は連続縫合で閉鎖する。このとき，バーブ付きの3-0 V-Loc™を用いると結紮操作が不要であり縫合が容易である。

Advanced Technique

膀胱と尿膜管移行部を確認するテクニック
膀胱鏡を挿入して炭酸ガスで膀胱を軽く膨らませる。尿膜管を腹腔側から牽引しつつ膀胱鏡で膀胱頂部を観察するが，その際，腹腔鏡の光源を消灯すると，腹腔側からは膀胱頂部が赤く透見して観察される。その後，再び腹腔鏡の光源を点灯させて膀胱と尿膜管移行部を確認し，切開予定部位にマーキングを行っておく。膀胱壁は電気メスあるいは超音波凝固切開装置を用いて切開する（図4）。

5 臍底の皮膚切開と臍形成

　尿膜管遺残組織を牽引しながら剥離を臍に向かって進め，遺残組織周囲の厚い組織，すなわち筋膜をフックで切開すると臍底が腹腔側に牽引される状態となる。体表側と腹腔側から臍底の皮膚を確認し，メスやハサミを用いてコールドで切開する。臍底の腹直筋々膜はほぼ円形の欠損となるので，筋膜を確実に縫合閉鎖する。下記方法で臍底の皮膚を切開

図4 膀胱と尿膜管移行部の切開
膀胱鏡を挿入して，炭酸ガスで膀胱を軽く膨らませて膀胱鏡で膀胱頂部を観察する。腹腔鏡の光源を消灯すると，腹腔側からは膀胱頂部が赤く透見して観察される。再び腹腔鏡の光源を点灯させて，膀胱と尿膜管移行部の切開予定部位にマーキングを行っておき，膀胱壁を切開する。

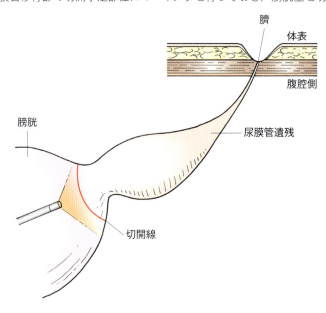

すると，頭尾方向にまっすぐに切れているので，そのまま真皮縫合を行えば縦長の臍が形成される。なお，尿膜管遺残組織は臍の切開創かあるいはカメラポートから体外に摘出する。

Advanced Technique

臍底の皮膚をきれいに切開するテクニック

腹腔鏡でモニターしながら体表から臍底の左側に尖刃刀を突き刺して，臍底の左側の皮膚を切開する（ 図5 ）。その後，腹腔内で臍底の右側の皮膚をハサミで切開する。臍底の皮膚が厚くて腹腔鏡用のハサミでは切れない場合には，ポートから柄の長い尖刃刀を腹腔内に挿入して皮膚を切開する。この方法により，臍底の皮膚を頭尾方向にまっすぐにきれいに切開することが可能となる。その後に，そのまま真皮縫合を行えば縦長の臍が形成される。

Advanced Technique

筋膜欠損部を縫合するテクニック

尿膜管ごと臍底の皮膚まで切開すると，臍底の筋膜はほぼ円形の欠損となっている。臍底の皮膚を筋鉤で圧排し術野を確保し，欠損部周囲の筋膜の右側端にエンドクローズ™を刺入して腹腔から2-0吸収糸を体外に引き出す。次に筋膜欠損部の左側端にエンドクローズ™を刺入して，糸のもう一方の端を体外に引き出すことで，筋膜欠損部に確実に筋膜に糸をかけることが可能となる。その後，体外で糸を結紮して，筋膜を寄せながら欠損部を閉鎖する。1針で不十分な場合には何針か追加する（ 図6 ）。

図5 臍底の皮膚を尖刃刀で切開

腹腔鏡でモニターしながら体表から臍底の左側に尖刃刀を突き刺して，左側の皮膚を切開する（ⓐ）。その後，腹腔内で臍底の右側の皮膚をハサミで切開する（ⓑ）が，臍底の皮膚が厚くて腹腔鏡用のハサミでは切れない場合には，ポートから柄の長い尖刃刀を腹腔内に挿入して皮膚を切開する。

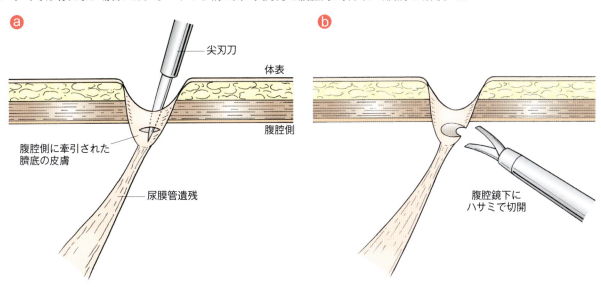

ⓐ
尖刃刀
体表
腹腔側
腹腔側に牽引された臍底の皮膚
尿膜管遺残

ⓑ
腹腔鏡下にハサミで切開

図6 エンドクローズ™を用いて筋膜を確実に縫合閉鎖

臍底の筋膜はほぼ円形の欠損となっている。臍底の皮膚を筋鉤で寄せ，欠損部周囲の筋膜の右側端にエンドクローズ™を刺入して腹腔から2-0吸収糸を体外に引き出す。次に筋膜欠損分の左側端にエンドクローズ™を刺入して，糸のもう一方の端を体外に引き出し確実に筋膜に糸をかける。その後，体外で糸を結紮して筋膜を寄せながら欠損部を閉鎖する。

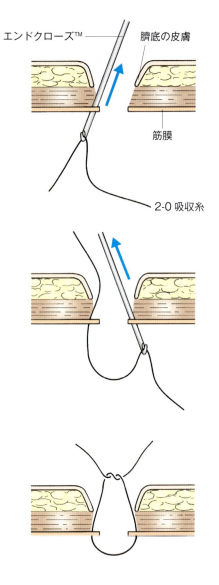

6 閉創

尿膜管切除により腹膜の欠損部が生じるが，腹膜の修復は行っていない。膀胱を縫合閉鎖した場合には，ドレーンを留置する。腹腔鏡ポートを抜去し閉創する。

術後管理

大網の癒着が強く広範囲に剥離操作を行った場合には，後出血に注意が必要であり，ドレーンを留置して術後出血を管理する。膀胱縫合を行った場合は，尿道カテーテル抜去前に膀胱造影を施行する。臍部には綿球を当てて，数日間テープで圧迫しておく。

文献

1) Cadeddu JA1, Boyle KE, et al: Laparoscopic management of urachal cysts in adulthood. J Urol 2000; 164: 1526-8.
2) Cutting CW, Hindley RG, et al: Laparoscopic management of complicated urachal remnants. BJU Int 2005; 96: 1417-21.
3) Patrzyk M, Glitsch A, et al: Single-incision laparoscopic surgery as an option for the laparoscopic resection of an urachal fistula: first description of the surgical technique. Surg Endosc 2010; 24: 2339-42.

膀胱憩室の手術

神戸市立医療センター中央市民病院泌尿器科部長　**川喜田睦司**

　膀胱憩室は，利尿筋線維を通して膀胱粘膜が突出した状態で，未発達あるいは薄い筋層を伴い尿管口付近に発生してときに膀胱尿管逆流（vesicoureteral reflux; VUR）を伴う先天性と，膀胱出口部閉塞による膀胱内圧の上昇のため発生する後天性に分けられる。憩室は，粘膜，粘膜下組織・固有筋板，あってもごく薄い筋線維，外膜，線維性被膜あるいは偽被膜からなる[1]。残尿を伴う排尿障害が主症状となり，残尿が長期間続くと慢性で難治性の尿路感染症を合併することになる。

手術適応と到達法

　憩室の容量が50mL以上で，残尿が100mL以上と多い場合，難治性の尿路感染症を伴っている場合などが適応となる。

　膀胱憩室摘除術の到達法には，経尿道的，経膀胱，膀胱外，経膀胱＋膀胱外がある。膀胱憩室の発生機序としては前立腺肥大症によるものが最も多く，憩室の手術は肥大症の手術と同時に行われることが多い。

　肥大症の手術は経尿道的前立腺切除術（transurethral resection of prostate；TURP）が標準であり，近年大きな前立腺にはホルミニウムレーザー前立腺核出術（holmium laser enucleation of the prostate；HoLEP）などが行われることから，憩室の治療も経尿道的なものが多い[2]。一方，肥大症を伴う前立腺癌でも膀胱憩室を発生することがあり，前立腺癌の診断時に発見されることがある。

　本項では前立腺癌に対するロボット支援あるいは腹腔鏡下手術と同時に行うことを前提に，到達法別に膀胱憩室の手術方法を解説する。トロカーは前立腺全摘除術のものをそのまま利用する。

術前検査

　尿管や骨盤内血管と憩室との位置関係を知るために，まずCT検査を行っておく。造影CTが望ましい。尿管の位置が不明瞭な場合には，逆行性に尿管カテーテルを留置した状態でCTを撮影する。膀胱鏡検査で尿管口と憩室口の位置関係を確認しておく。膀胱造影，特に排尿時のものを撮影し，膀胱尿管逆流の有無を確認する。尿流量測定と残尿測定，尿培養検査は必須であるが，膀胱内圧測定やプレッシャーフロースタディは必ずしも膀胱機能を反映しないので必須検査ではない。

　膿尿がある場合にはもちろんであるが，術前の経尿道的検査によって尿路感染をきたすおそれがあるので，術直前に尿培養を提出しておく。

手術手技

経膀胱到達法

　本術式は膀胱外の剥離を必要とせず，前立腺全摘と同時に行えば膀胱切開も不要で，術後の排尿状態の改善が期待できる有用な方法である。

1 憩室口・尿管口の確認

　経腹膜あるいは腹膜外にRetzius腔に到達する。膀胱頸部の離断口から膀胱内を観察し，憩室口，尿管口を確認する。膀胱頸部口が狭い場合には12時方向を頭側に向けて切開して広げておく。尿管が憩室に近い場合には尿管カテーテルを挿入する（図1）。

2 憩室口粘膜切開

　憩室口から憩室粘膜を把持し，憩室壁を膀胱内へ翻転させながら，憩室口粘膜を切開する（図2）。

図1 尿管カテーテルの挿入
事前の画像で憩室が尿管に近い場合，あるいは憩室口と尿管口の距離が短い場合には尿管カテーテルを挿入しておく。

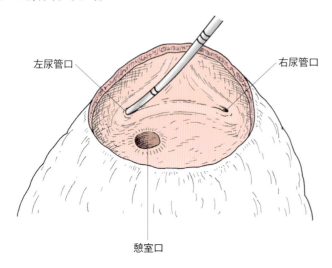

左尿管口　　　　右尿管口

憩室口

図2 憩室口粘膜切開
憩室壁を引き上げながら憩室口の粘膜
を切開していく。

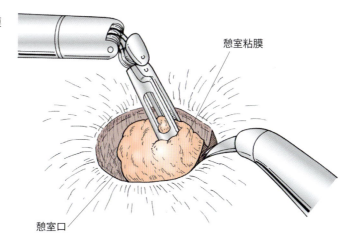

憩室粘膜

憩室口

図3 憩室粘膜剥離・切除
憩室口の粘膜を切開したら，順次憩室
粘膜を引き上げながら憩室壁より鈍
的，鋭的に剥離し切除する。粘膜下層
からの出血は丁寧に止血する。

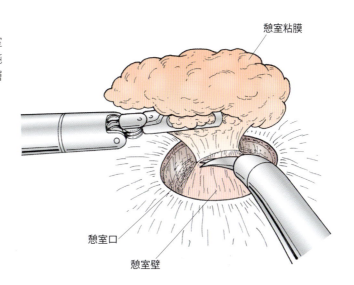

憩室粘膜

憩室口

憩室壁

3 憩室粘膜剥離・切除

　憩室粘膜を憩室壁より鈍的，鋭的に剥離し切除する（**図3**）。憩室炎が強くなければ憩室粘膜は憩室壁から容易に剥離できる。

4 憩室壁縫縮

　憩室壁は3-0吸収糸を使って縫縮する（**図4**）。運針は，憩室口近く，憩室底部，対側の憩室口近くへと3〜5針行い，連続で縫合する。

DO NOT

針が憩室壁を貫かないように注意する。憩室壁を貫くと，周辺にある血管や尿管を巻き込んでしまう危険がある。

5 憩室粘膜閉鎖

　最後に憩室口粘膜を4-0吸収糸の連続縫合で閉鎖する（**図5**）。尿管カテーテルを抜去する。前立腺全摘除術の膀胱尿道吻合が終了したら膀胱洗浄を行い，漏れがないことを確認する。

図4 憩室壁縫縮

3-0吸収糸，26mm程度の針を使って，憩室口近く，憩室底部，対側の憩室口近くへと3～5針運針を行い，連続で縫合する。針が憩室壁を貫いて壁外にある尿管や血管を巻き込まないように注意する。

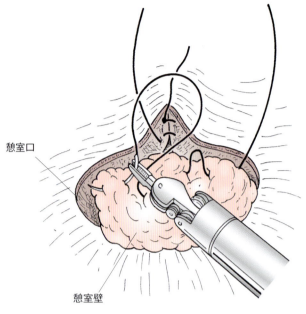

憩室口

憩室壁

図5 憩室粘膜閉鎖

4-0吸収糸，17mm程度の針を使って憩室口粘膜を連続縫合で閉鎖する。

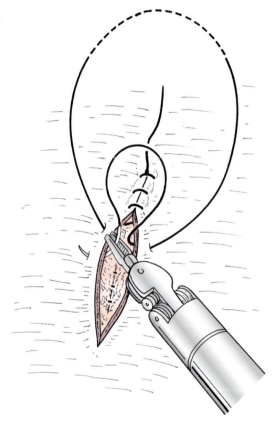

図6 憩室全層摘除

憩室口で憩室壁全層を切開し，憩室外の組織を視認しながら剥離し憩室壁を摘除する。

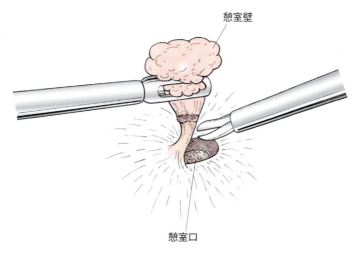

憩室壁

憩室口

Advanced Technique

憩室があまり大きいものではなく，画像で尿管や血管が近くにない場合には経膀胱的に憩室壁を全層摘除できる（**図6**）。膀胱開口部（憩室口）は3-0吸収糸の一層，あるいは3-0，4-0吸収糸の二層縫合で閉鎖する。

膀胱外到達法

　本術式は，憩室の周辺に尿管や血管など重要な組織が存在する場合に選択する。膀胱内の操作を必要としないため，前立腺の手術を同時に行わない場合にも適応となる。

1 経尿道的操作

　あらかじめ経尿道的に尿管カテーテルを同側の尿管口から挿入しておく。ガイドワイヤーを憩室内にとぐろを巻かせて留置し，透視下にFoleyバルーンカテーテルを憩室内に留置しておくと，生理食塩水で憩室を充満させることによって憩室の剥離，切開がしやすくなる。腎盂バルーンではカフを大きく膨らませることができず容易に脱落するので，カフが30 mLのものを準備し，先端に針で穴をあけてガイドワイヤーを誘導する。

2 憩室への到達

　前立腺手術がある場合にはそれに先行して憩室の手術を行う。膀胱側壁のものには腹膜外到達法も可能である。後壁のものには経腹膜到達法がよい。経腹膜で腹腔内に達し，側壁のものには正中臍索の外側で腹膜を縦切開し憩室壁を剥離する（**図7**）。

3 憩室頸部切断

　憩室頸部が同定できたら，切開し憩室を摘除する（**図7**）。

図7 膀胱外到達による憩室摘除術
膀胱右側壁の憩室には，正中臍索の右外側で腹膜を縦切開し憩室壁を同定する。憩室周囲前面を剥離し，憩室頸部を同定する。憩室頸部を切開し，あらかじめ留置してあったFoleyカテーテルを引き出し、これを牽引しながら憩室の残りの部分を剥離して摘除する。

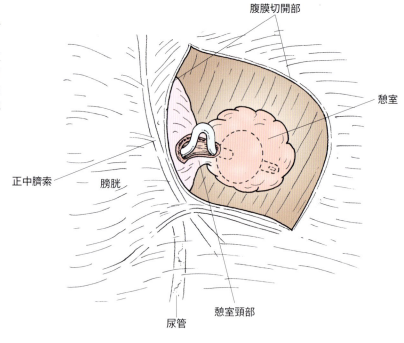

腹膜切開部

憩室

正中臍索　　膀胱

憩室頸部

尿管

図8 憩室口閉鎖
粘膜を4-0吸収糸の，膀胱壁を3-0吸収糸の連続縫合で閉じる。

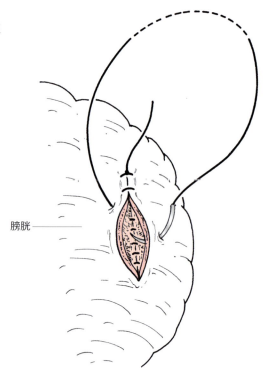

膀胱

4 憩室口閉鎖

憩室口は，粘膜を4-0吸収糸の連続縫合，膀胱壁を3-0吸収糸の連続縫合で閉じる（**図8**）。

Advanced Technique

憩室が周囲組織と強固に癒着して剥離困難な場合には有袋術（marusupialization）を行う。憩室頸部を同定，剥離し，離断したら，憩室粘膜を憩室壁から剥離，切除し，憩室口は開放のまま憩室を遺残状態とする（**図9**）。粘膜が癒着して翻転できない場合には，粘膜全体を可及的に凝固する。膀胱開口部（憩室口）を閉鎖して，遺残憩室周囲にドレーンを留置する。

図9 有袋術（marusupialization）

図7 の状態で憩室周囲の癒着が強く剥離困難なときには，憩室粘膜を憩室壁から剥離，切除し，憩室口は開放のままとし，憩室を遺残状態とする。粘膜も剥離困難な場合には可及的に粘膜を焼灼する。

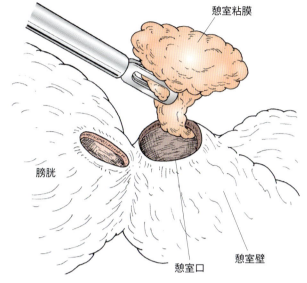

憩室粘膜

膀胱

憩室口　　憩室壁

Advanced Technique

膀胱尿管逆流がある場合，尿管が憩室内に開口する場合，尿管と憩室が強固に癒着している場合には，尿管を膀胱に新吻合する（**図10**）。膀胱頂部の筋層を4cmほど縦切開し粘膜を露出，尾側端の粘膜を切開して尿管断端を4-0吸収糸の連続縫合で吻合する。3-0吸収糸の連続あるいは結節縫合で尿管を膀胱筋層で覆い，粘膜下トンネルを作成する（**図11**）。尿管がトンネルから脱出しないように，尿管頭側にアンカー縫合を置いておく。

図10 尿管膀胱新吻合（1）

膀胱頂部の筋層を4cmほど縦切開し粘膜を露出，尾側端の粘膜を切開して尿管断端を4-0吸収糸の連続縫合で吻合する。

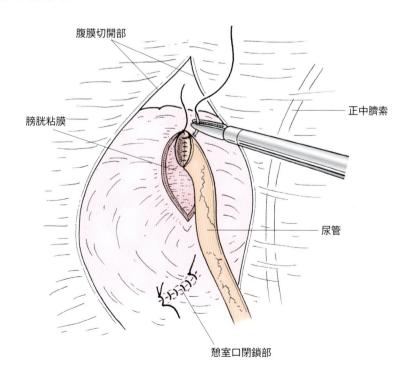

腹膜切開部

膀胱粘膜

正中臍索

尿管

憩室口閉鎖部

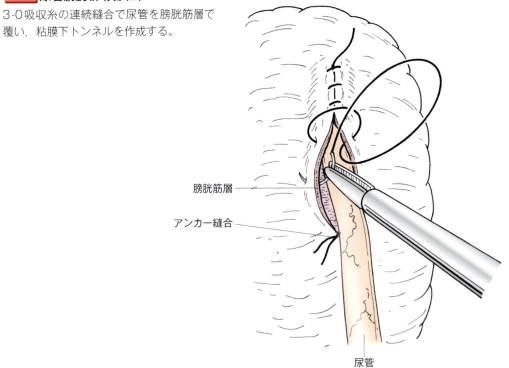

図11 尿管膀胱新吻合（2）

3-0吸収糸の連続縫合で尿管を膀胱筋層で
覆い，粘膜下トンネルを作成する。

膀胱筋層

アンカー縫合

尿管

経膀胱＋膀胱外到達法

　本術式は，憩室の周辺に尿管や血管など重要な組織が存在し，かつ膀胱外からでは憩室
頸部の同定が困難な場合に選択する。

　経膀胱到達法に準じて憩室口粘膜を切開する。経尿道的にFoleyカテーテルを膀胱内に
誘導し，さらに憩室内に挿入する。あるいはガーゼを憩室内に詰め込んでおいて剥離しや
すくしておく。膀胱外到達法に準じて憩室を剥離して憩室を摘除，憩室口を閉鎖する。

術後管理

　ドレーンから尿の流出がなければ，早期に抜去する。通常の前立腺全摘除術に準じて術
後4〜7日でFoleyカテーテルを抜去する。

　ロボット支援手術では，extra-armで憩室を把持，牽引して剥離切開ができ，また縫合
操作も比較的容易であるが，腹腔鏡下手術では助手による介助が必要で，また縫合操作に
も十分習熟してから本術式に取り組まれることを勧める。そして尿管や憩室周囲の血管な
どを損傷しないよう，細心の注意を払うことを再度強調しておく。

　最後に，本術式は保険収載されたものではないので適用には注意されたい。

文献

1）　Faris SF, Chang SS: Bladder Diverticulectomy. In: Glenn's Urologic Surgery. Editors, Keane TE
　　and Graham SD Jr, Eighth edition, Wolters Kluwer, Philadelphia, PA, 2016, p171-6.
2）　川喜田睦司, 賀本敏行, 岡部達士郎: 経尿道的膀胱憩室切開凝固術. 泌尿紀要1991; 37 (5): 491-5.

V

泌尿器腹腔鏡技術認定のためのDo and Do Not

泌尿器腹腔鏡技術認定のための Do and Do Not

日本泌尿器科学会・日本泌尿器内視鏡学会泌尿器腹腔鏡技術認定制度委員長
秋田大学大学院医学系研究科腎泌尿器科学講座教授　**羽渕友則**

　泌尿器腹腔鏡技術認定制度は，2004年4月に日本内視鏡外科学会技術認定制度に歩調を合わせて始まった。その審査では，現在，腎摘除術，副腎摘除術および腎盂形成術の無編集ビデオにおいて行うこととし，そのビデオ審査項目*を定めている。ビデオ審査は75点満点から減点方式で採点し，60点(80％の得点)以上を合格としており，複数の審査員，さらには審査委員会によって申請者と審査員はblind fashionによって合否が決められる。本項では，申請術式の99％以上を占める腎摘除術と副腎摘除術に焦点を当て，技術認定審査の観点からみたDo and Do Notを解説する。

　*(http://www.jsee.jp/wp-content/uploads/open/pdf/standard_for_screening_2.pdf)

すべての術式に共通する手技について

1 トロカー挿入

・**DO** モニター下に，先端を臓器に勢いよく当てず挿入する。挿入部からの出血があれば確実に止血する。

2 術野の確保

・術野の確実で安全な確保は大きなポイントとなる。①臓器の自重による自然な展開とリトラクター(鉤)や鉗子などによる展開による広い術野の確保，②カメラによる視野確保，の2要素が重要である(**図1**)。
・**DO** ①では十分な剥離や展開操作によって，鉤や鉗子によって無理な牽引や圧排を行うことなく，広い視野を確保することが，どの術式でも重要である。特に，経腹の腎摘や副腎摘除の場合，腸管，脾膵の自重(重力)を利用して広い視野を確保する(**図1, 2**)。
・**DO** ②では，血管などの大切な対象の剥離時には，周囲の細い脈管を見分けることができる距離にカメラが寄っているか，鉗子操作を行っている重要部分を画面の中央付近にもってくるようにする。
・近年の3Dや4Kシステムを用いた手術では，従来のシステムより，遠方視野での手術進行でも良好な画像情報が得られるため，採点時に配慮される。

3 剥離切開操作，器具の使用法

●鉗子類の挿入時出し入れの注意
・ハサミ・鉗子類をトロカーから挿入するとき，必ずしもトロカー先端から出るシーンからカメラで追う必要はない。
・**DO NOT** ハサミ・鉗子類が素早く挿入され，カメラが捉えたときにはハサミ・鉗子類

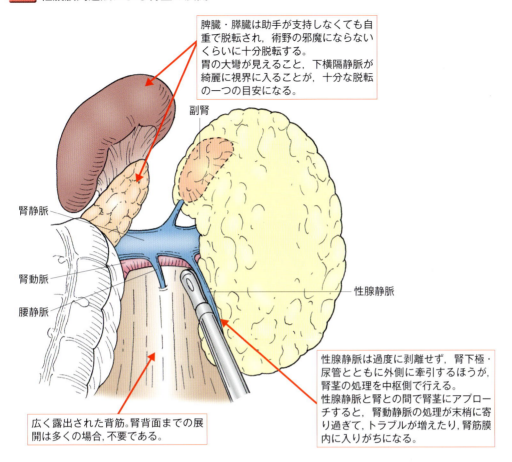

図1 経腹膜到達法による腎茎の展開

脾臓・膵臓は助手が支持しなくても自重で脱転され，術野の邪魔にならないくらいに十分脱転する。
胃の大彎が見えること，下横隔静脈が綺麗に視界に入ることが，十分な脱転の一つの目安になる。

副腎

腎静脈

腎動脈

腰静脈

性腺静脈

広く露出された背筋。腎背面までの展開は多くの場合,不要である。

性腺静脈は過度に剥離せず，腎下極・尿管とともに外側に牽引するほうが，腎茎の処理を中枢側で行える。
性腺静脈と腎との間で腎茎にアプローチすると，腎動静脈の処理が末梢に寄り過ぎて，トラブルが増えたり，腎筋膜内に入りがちになる。

図2 左腎静脈，腎動脈の処理

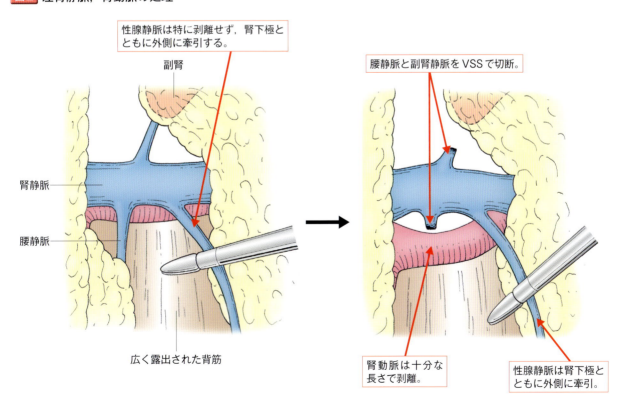

性腺静脈は特に剥離せず，腎下極とともに外側に牽引する。

副腎

腎静脈

腰静脈

広く露出された背筋

腰静脈と副腎静脈を VSS で切断。

腎動脈は十分な長さで剥離。

性腺静脈は腎下極とともに外側に牽引。

の先端が重要な臓器に強く接しており，損傷の危険性がある。

◉電気凝固の使用法

・モノポーラにはケリー鉗子，鋏鉗子，フック鉗子，ヘラ鉗子など種々の形状があり，洗浄吸引も同時に行う機能をもったものもある。どの器具を使うかは術者の選択でよい。

・**DO** モノポーラによる凝固切開時には，近くの血管や臓器にも熱凝固作用が波及するため，目的外臓器の障害を避けるよう使用する。

・**DO NOT** 大血管壁や腸管壁，膵臓の意図せぬ熱凝固は避ける（肝臓，脾臓の表面のわずかな凝固は問題ない）。

・**DO** バイポーラもモノポーラと同様に，周囲組織への影響を意識し，周辺組織への熱凝固の到達範囲に配慮し，使用する。

◉凝固切開装置（エネルギーデバイス）の使用法 **DO**

・超音波凝固切開装置（laparoscopic coagulation shears；LCS）やvessel sealing system（VSS）にはさまざまなタイプがあるが，各デバイスにおける把持部周辺組織への熱凝固の到達範囲を熟知し，周辺臓器に影響する熱凝固は避ける。

・盲目的に厚い組織を把持して凝固切開すると，凝固不十分な血管の切断やデバイス先端部が血管に半掛かりの状態で，出血することがある。線維・脂肪組織に脈管の存在を見分ける剥離操作を加えて，凝固切開する。

・LCSでは，高速振動するactive bladeは非常に高温になる。凝固切開直後に血管や腸管周囲の剥離にLCSを用いると，熱損傷を起こす。Active bladeを近傍の大血管側に向けず，重要臓器や腫瘍表面から離して用いる。

・LCSのactive blade先端で発生した衝撃波により，臓器損傷を引き起こすので，凝固切開時にactive blade先端を臓器や血管に向けないよう配慮する。

4 出血に対する対応 **DO**

・手術の進行に差し支えのない小出血を放置し，次のステップに移ることはありうるが，出血の持続によって術野が汚れたり，正確な層の判別が困難になるような出血はマイナーでもその場で処理する。

・出血による血溜りの中で，盲目的にクリップを使用することは避ける。目標外の周囲組織にクリップがかかると，止血困難，臓器損傷や血管断端が埋まり出血点の同定困難・剥離困難となる。顕著な出血に際しては，まずガーゼなどで圧迫しながら，正確に出血点をとらえて凝固止血する。

・盲目的にバイポーラ，VSS，LCSの凝固を繰り返すことも，周囲組織の熱損傷のリスクから慎む。

5 その他の **DO NOT**

・左右の鉗子，ハサミなどの協調性がなく，術野の展開が悪い，剥離が進まない，手術が進まない。

・鉗子，ハサミや止血機器が適切なポイントに到達しない，あるいは無駄な動きが多く手術のテンポが著しく遅い。

・手術の手順が標準と異なり，その手順に納得できる理由がなく，手術時間延長，危険を招く，oncologicalに問題がある（例：根治的腎摘除術で腎静脈の処理を腎の遊離の最終ステップに行う，など）。

・術野の展開不十分，術野が狭く危険，鉗子やヘモロック（Hem-o-lok®）などの先端が確認できない。

腎摘除術・副腎摘除術でのポイント

1 剥離層

● 経腹膜到達法

・腎・副腎ともに腎筋膜前面の剥離，腎茎部や副腎前面の展開が重要である（図1）。

・ **DO NOT** 左側で，癒合筋膜の層で剥離して下行結腸を脱転していくとき，腎筋膜内の脂肪層に入ってはいけない。

・ **DO NOT** 結腸間膜に穴を開けて再度腹腔側に入ったことに気付かず，結腸間膜の切開を続けてはいけない。

・ **DO** 膵表面には，できれば薄い結合組織（癒合筋膜の一部）を付着した状態で剥離する（膵前面の層を誤って剥離してはいけない）。

・ **DO** 右側では癒合筋膜の層で剥離して，上行結腸，さらに十二指腸を脱転し下大静脈を露出する。特に，十二指腸の授動の際に，物理的損傷や熱凝固による損傷に注意する。

・副腎摘除は腫瘍の大きさや内分泌活性によって，切除のストラテジーを変える必要がある（図3, 4）。

● 経後腹膜到達法

腎後面の剥離

・遊離したflank padを除去し取り出すか，腎下極周辺に移動するか，あるいはflank padを除去せず外側円錐筋膜の腰方形筋膜付着部を露出するに留めるかは術者の好みであり，flank padの量にもよる。しかし，flank padを除去しないと，腎前面の展開時に，正しい剥離層の認識に邪魔になり，苦労することが多い。

・ **DO** 外側円錐筋膜の切開は腰方形筋膜付着部（立ち上がり）から離れすぎずに切開ラインを置く（付着部のラインを確認し，そこから5〜10mmが目安）。切開後は腎周囲脂肪組織を乱すことなく，腰方形筋膜前面の泡のような結合組織の層を剥離する（図5）。外側円錐筋膜の切開は頭側にも尾側にも十分広く進めること（図5）。

・ **DO** 腎後面の展開と術野確保を十分に行い，腎周囲脂肪組織と傍大動脈脂肪組織（左側），

図3 小さな副腎腫瘍の手順

小さな副腎腫瘍の場合（特にアルドステロン症やクッシング症候群）には副腎静脈を処理し，副腎（腫瘍）の手前から背筋の層を露出し，この層に左手鉗子を入れて，軽く挙上しながら，内側の血管線維束⇒外側（腎側）の脂肪・線維束⇒内側⇒外側・・・のように処理していく。副腎は鉗子で把持しない。

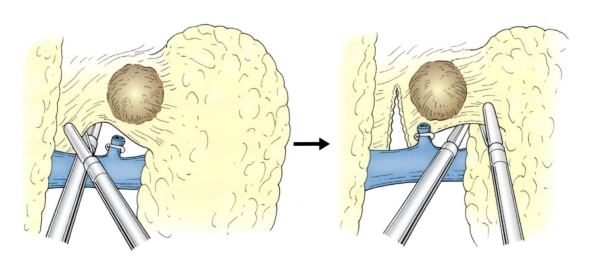

あるいは傍下大静脈脂肪組織(右)との境界を見極める。左右とも，傍大血管脂肪組織の前面(腹側)に向かい，腎動脈を求める(図6, 7)。

腎前面の剥離

・ **DO** 腎前面の剥離は，後腹膜到達法の重要なポイントである。腎周囲脂肪組織を覆う結合組織を腎側に残し，腎周囲脂肪組織が乱れないように摘除する(図6)。腎前面に入

図4 大きな副腎腫瘍の手順

大きな副腎腫瘍，特に褐色細胞腫では最初に副静脈を処理しようとせず，まず内側や外側の周囲を剥離し腫瘍の輪郭を意識しながら，ある程度可動性を得た段階で，副腎静脈処理を行う。小さな副腎腫瘍のように無理に腫瘍(副腎)の背面から背筋の前面に入ろうとすると，血圧上昇，出血，腫瘍の損傷など，好ましくない出来事が起きやすい。

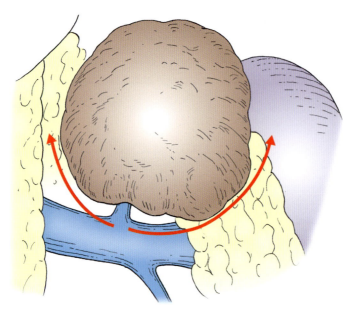

図5 外側円錐筋膜の切開

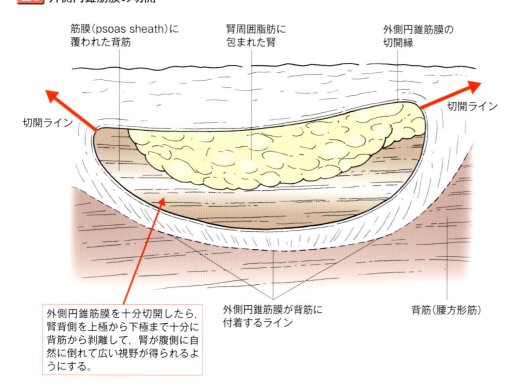

筋膜(psoas sheath)に覆われた背筋

腎周囲脂肪に包まれた腎

外側円錐筋膜の切開縁

切開ライン

切開ライン

外側円錐筋膜を十分切開したら，腎背側を上極から下極まで十分に背筋から剥離して，腎が腹側に自然に倒れて広い視野が得られるようにする。

外側円錐筋膜が背筋に付着するライン

背筋(腰方形筋)

る位置は，腎中央部，腎尾側，腎頭側のいずれからでもよいが，（右利きの術者は）右は尾側寄りから，左は頭側寄りから前面に入るとうまくいくことが多い。

・**DO** わずかな腎筋膜前葉の破れは許容されるが，腎被膜の広汎な露出や腫瘍表面の露出は避ける。

図6 後腹膜到達法の右腎摘除の手技概略

ポイントは，①傍下大静脈脂肪組織と腎周囲脂肪組織の分かれ目を認識して，その層で剥離し，IVCの側面で，動脈を同定処理する。②このとき，広い視野を確保すること（後腹膜の展開を十分に行う）。腎静脈の処理も周囲の展開を意識して，穴倉の視野での処理にならないようにする。③腎前面の処理は腎前面の展開を頭側，尾側に十分に行い，あたかも腎周囲脂肪に囲まれた腎がハンモックのように後腹膜腔で浮いた状態にする。④その後に腎頭側〜副腎部，⑤腎尾側〜尿管付近の切離を行う。

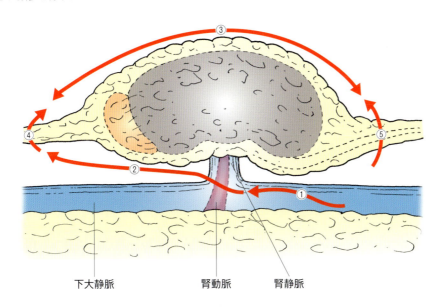

下大静脈　　　　　腎動脈　　腎静脈

図7 後腹膜到達法の腎動静脈の処理

腎動静脈処理前に頭側尾側の腎背面の展開を十分に行い，腎茎がフラットな感じの術野で腎動静脈の処理を行う。腎動静脈処理部のみが穴倉のように深い術野になるとよくない。

煙突のように立ち上がった腎静脈

剥離の主眼は，腎静脈そのものよりも，腎静脈周囲に広いスペースをつくる感じで進める。

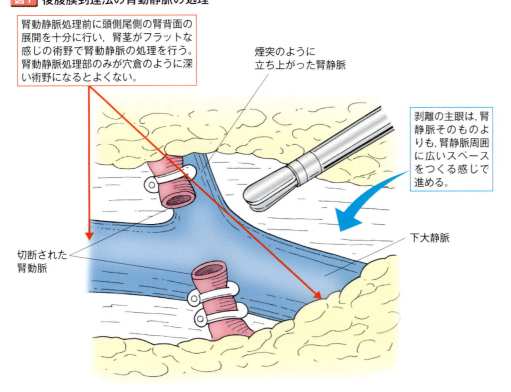

切断された腎動脈

下大静脈

- **DO NOT** 凝固止血機器で腹膜近くを過度に凝固止血することは避ける（腹膜の向こう側に腸管が接している可能性がある）（図8）。

上極の剥離

- **DO NOT** 副腎を温存する場合，早めに腎表面に沿って副腎を腎から離そうとすると，腎上極表面が大きく露出する(腫瘍の根治手術として不適)（図9）。
- **DO** できるだけ副腎の外縁を確認しながら腎副腎間の切離を副腎寄りで進めると，腎被膜の過剰な露出は避けられる（図9）。経腹膜到達法の場合も同様である（図10）。
- **DO NOT** 強引な腎の尾側への牽引によって腎被膜損傷，副腎損傷（裂け）が起こる。

下極の剥離

- 経腹膜，後腹膜のいずれの到達法においても，腎周囲脂肪組織が自然に尿管周囲に収束するまで追いかけて処理する（図6）。早めに頭側寄りで処理しすぎると腎周囲脂肪組織内に入り，下極腎被膜が露出される。

2 腎，副腎，尿管および他臓器の扱い

- **DO** 腎摘除術においても副腎実質の損傷，裂けは極力回避する。副腎摘除術での正常副腎への切り込みや損傷は回避すべきであるが，右正常副腎と肝との癒着が強く，安全を期してわずかに正常副腎に切り込んだ場合は許容される。
- **DO** ドナー腎採取術では腎実質の圧迫は最小限とすべきであり，腎盂尿管腫瘍では腎盂・尿管の扱いは通常の腎摘除よりoncologicalに妥当な注意を払うべきである。

3 大血管の処理・血管処理

●アプローチ（図2）

- **DO** 腎摘除の際の，腎茎へのアプローチは大血管側で行う（図1, 2, 6, 7）。腎茎処理が腎側に寄りすぎていると，腎動静脈（特に静脈）が分枝し始めるため，出血も多くなり，また多くのクリップやVSSによる処理を要することになる。

●血管の扱い

- **DO** 腎動脈，腎静脈は基本的には鉗子で把持しない。腎静脈や動脈硬化の強い腎動脈を腹腔鏡鉗子で把持すると，危険である。腹腔鏡鉗子（特にメリーランドタイプ）は血管を

図8 腹膜の向こうには熱損傷に弱い重要臓器がある

経後腹膜到達法での腎前面の剥離は重要なポイントである。腹膜付近からの出血に際して，凝固止血は十分な注意が必要である。腹膜の向こうには十二指腸，小腸，結腸や膵，脾が接している可能性がある。

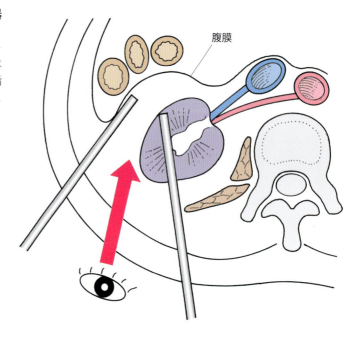

腹膜

把持するような繊細な構造ではなく，かつ把持力の加減も困難である。開放手術で使う血管用攝子とは違う。同様に腹腔鏡鉗子での副腎静脈や性腺静脈，腰静脈の把持も避ける。

・血管に血管テープや糸を掛けて牽引してクリッピングする操作は禁忌ではないが，強すぎる牽引や細い糸が血管に食い込むような手技は避ける。血管の剥離距離が十分にあり，術野の確保が確実であれば，血管を糸やテープで牽引する操作のほとんどは不要である。

・副腎静脈，性腺静脈や腰静脈をクリッピングの代わりにシーリングデバイスで凝固切断しても問題ない。ただし，静脈とわからないまま脂肪結合組織とともに凝固切断することは避ける。

図9 後腹膜到達法による右副腎温存における副腎と腎の間の処理

副腎温存で副腎と腎との処理の際に早めに腎筋膜内に入ると（✕印のライン），腎上極が過度に露出された状態の単純腎摘のようになる。腎筋膜を副腎縁に沿って切開し，副腎縁を見ながら切離を進める（〇印のライン）。

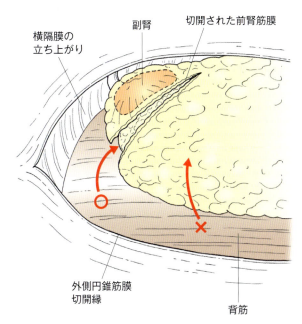

図10 副腎温存における副腎と腎の間の処理

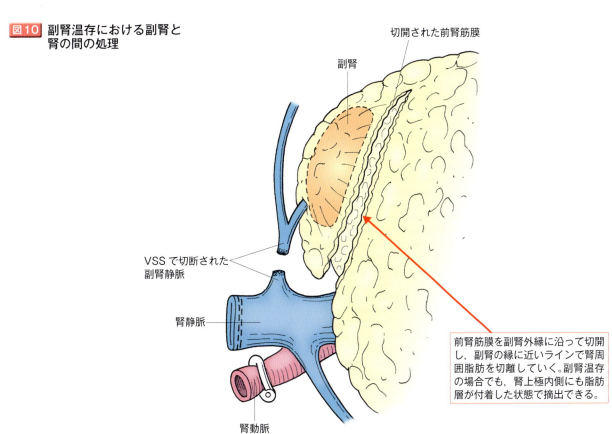

- **DO** シーリングデバイスによる処理の場合，十分にこれらの静脈を剥離・露出すること が肝要で，断端から多少の出血がみられた際にクリップで対応できる距離を残しておく （図11）。

クリッピング

- 腎動脈はヘモロック（Weck®，Hem-o-lok®），あるいはステイプラーで処理するのが一 般的である。
- **DO** ヘモロックは中枢側はそれぞれのクリップの間に隙間がある状態で，少なくとも2 本かける。ヘモロックもトラブルが起こりうるので，2本かけることで安全性は格段（=2 乗分）に高くなる。
- 細い支流動脈をメタルクリップで処理することは問題ないが，腎動脈本幹での使用は避 ける。
- **DO** 腎静脈はヘモロックあるいはステイプラーで処理するのが一般的である。ヘモロッ クの場合，動脈と同じく，中枢側にはクリップ間に間隔を確保しながら少なくとも2本 かける。
- ヘモロックの中枢側の2本の間隔をとること，中枢側，末梢側ともにクリップから切断 端までに十分な距離が確保できる血管剥離距離，クリップのかけ方と血管の切断ライン が重要である。
- **DO** ヘモロックのフックが血管壁を咬まないように，先端を確認する。しかし，確認し ようとして，鉗子やかけた血管テープ，糸による血管の牽引が過度にならないように注 意する。
- 血管周囲の剥離が十分であれば，血管の強い牽引は不要である。血管の強い牽引は，多 くの場合，不十分な血管剥離と術野の展開の結果である（図7）。

ステイプラー操作

- **DO** ステイプラーの先端が，血管の奥まで十分に入っているかの確認後にファイアーす べきである。周囲の余分な組織やクリップ（ヘモロック）や血管テープを一緒に挟んでい

図11 シーリングデバイスによる血管処理

シーリングデバイスで血管をシーリング切断する際に，対象血管の剥離距離が短くなりがちで あるが，万が一切断端から出血しても，クリップなどで止血対応ができるような剥離距離（矢印） を確保（特に本幹側）しておく。

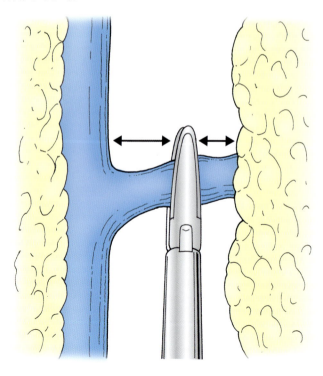

ないかどうかの確認も必要である。

●VSSによる血管処理

・腎動脈，腎静脈本幹以外の細い血管のVSSによる血管処理は問題ない。

・中枢則だけにクリップをかけて末梢則をVSSで切断，あるいはクリップの間をVSSで切断することも許容されるが，VSSの処理がクリップに近いと，熱凝固がクリップ部に及び，クリップが脱落しやすくなったり，ヘモロックが損壊することがあるので注意する。

おわりに

・**DO** 日本泌尿器内視鏡学会では会員専用ページであるが，「Web動画コーナー」に「泌尿器腹腔鏡技術認定 改善を要する手技」のビデオクリップを掲示している。泌尿器腹腔鏡技術認定の審査を受ける会員だけでなく，泌尿器腹腔鏡を行う医師には，ぜひ一度，目を通していただきたい。また，医療安全から考えた腹腔鏡手術のコンセプトも大切である[1]。

文献

1) 羽渕友則: 泌尿器科医に求められる医療安全～システム，Resilience，心と文化～，泌尿器外科 2017; 30, 1597-1602.

V

泌尿器腹腔鏡技術認定のためのDo and Do Not

Urologic Surgery Next

Urologic Surgery Next No.1
腹腔鏡手術

2018年4月1日　第1版第1刷発行
2023年5月20日　　　　第5刷発行

■編集委員　荒井陽一・髙橋　悟・山本新吾・土谷順彦

■担当
　編集委員　荒井陽一

■発行者　吉田富生

■発行所　株式会社メジカルビュー社
　〒162-0845 東京都新宿区市谷本村町2-30
　電話　03(5228)2050(代表)
　ホームページ https://www.medicalview.co.jp/

　営業部　FAX 03(5228)2059
　　　　　E-mail eigyo @ medicalview.co.jp

　編集部　FAX 03(5228)2062
　　　　　E-mail ed @ medicalview.co.jp

■印刷所　公和印刷株式会社

ISBN 978-4-7583-1330-8　C3347

©MEDICAL VIEW, 2018.　Printed in Japan